パイナップルダイエット

石原隆司・
(テレビチャンピオン牛肉王)
石原まり
(料理研究家)
監修：岡山和代
北里大学保健衛生専門学院
専任講師／管理栄養士

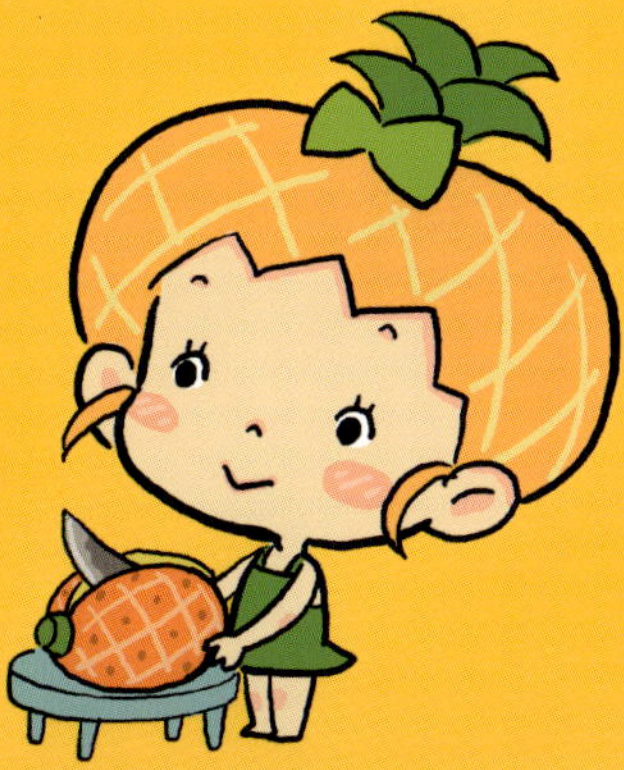

パイナップルダイエットの準備（カット方法）

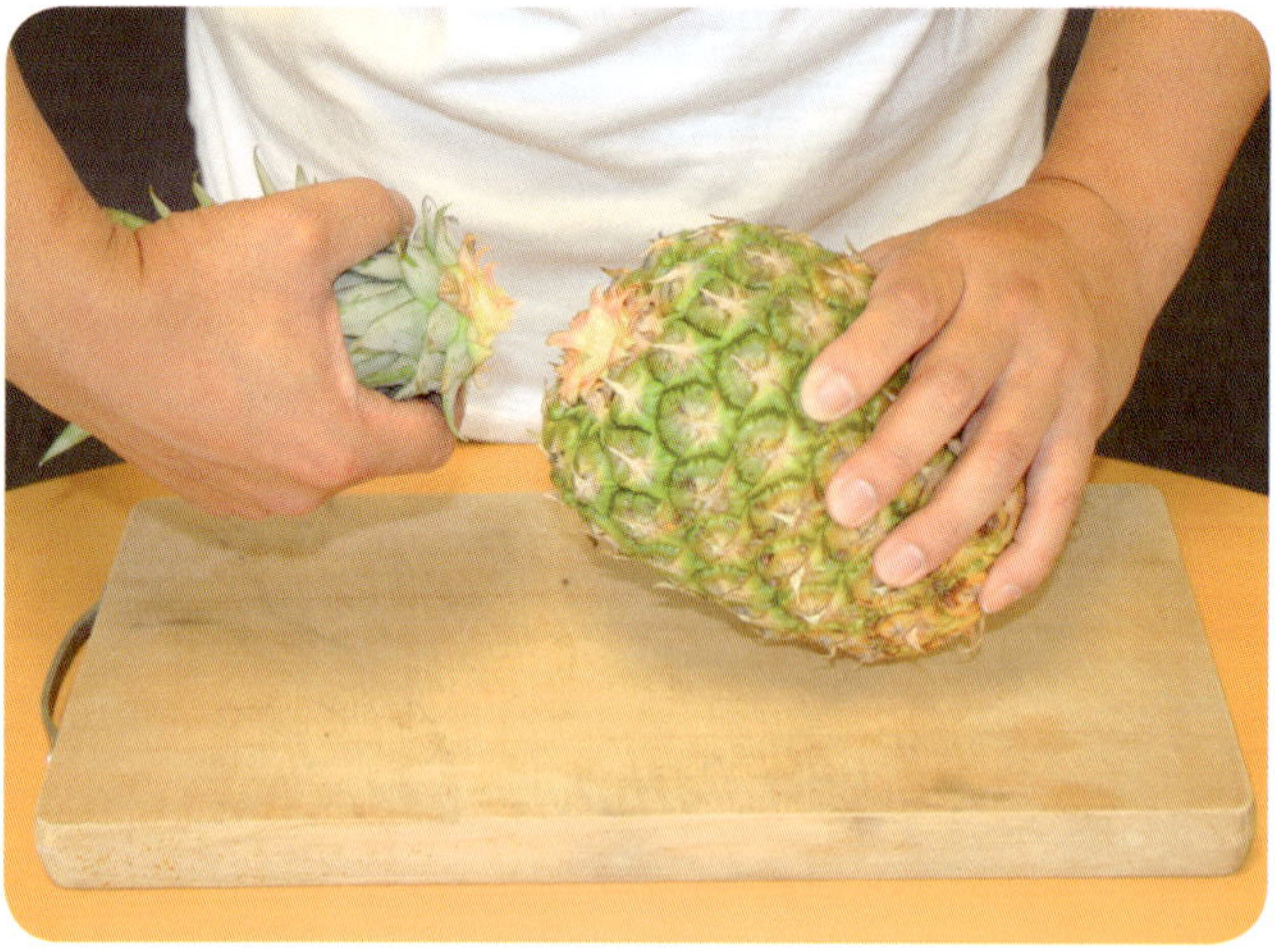

まずは購入！

生のパイナップルをまるまる1個。ちなみに都内スーパーで300円〜400円で売っています。1個でおよそ1週間分。これは男性でも必要にして十分な量です。つまりこのダイエットの1日あたりのコストは40〜50円です！

なお、パイナップルはあらかじめ購入したときにスーパーで頭の葉っぱの部分をひねってもいでおくと、捨てるときゴミ袋を突き破ったりして困らずに済みます。

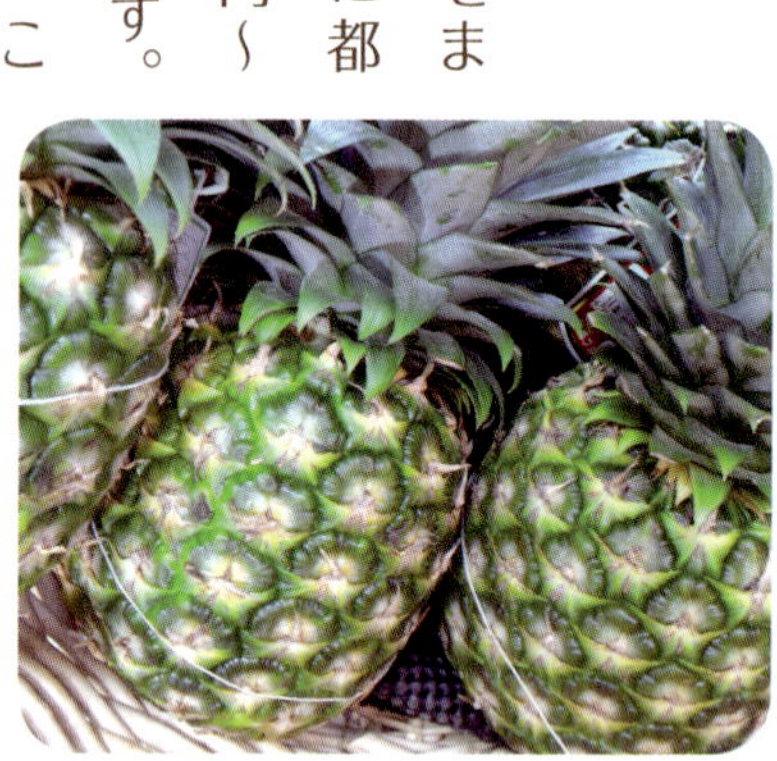

慣れれば3分でできる!カットの方法

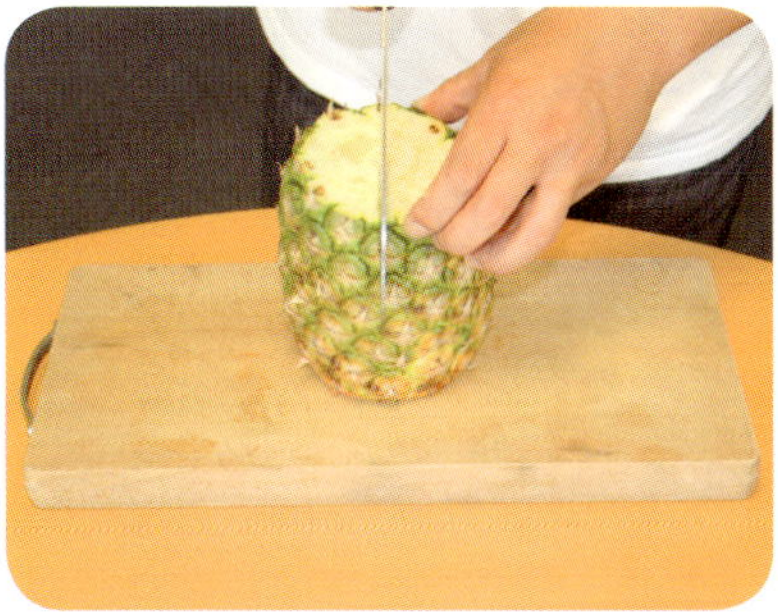

1 樽状のパイナップルを、まず包丁で縦に8等分します。

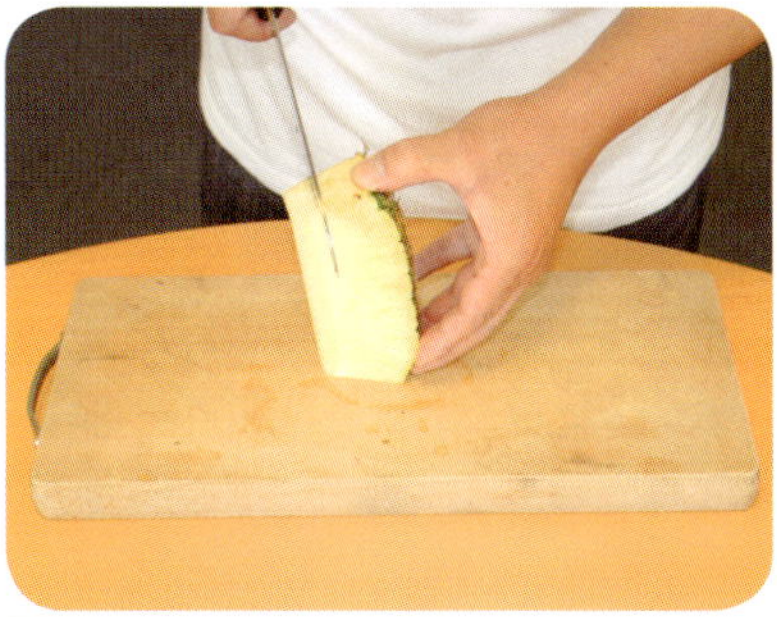

2 つぎに、果実の芯（堅い部分）を取り除きます。

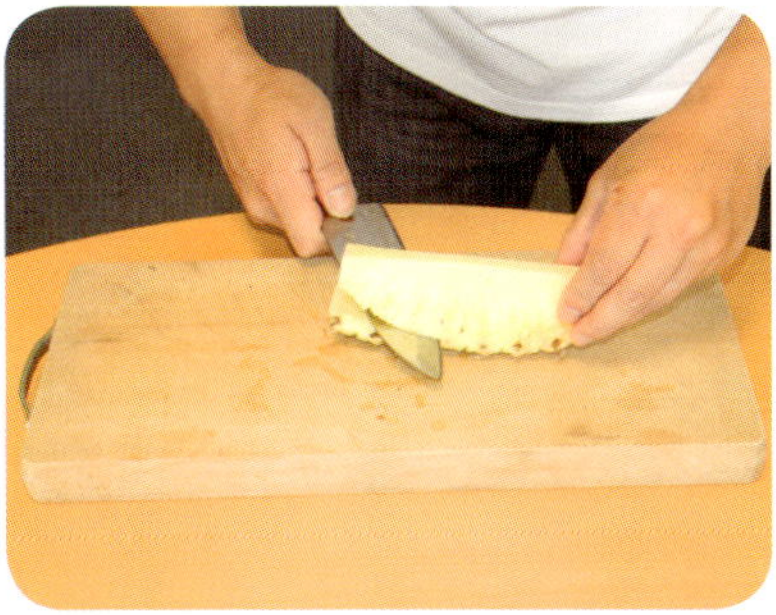

3 芯をとったら、皮と実の部分に包丁を入れます。

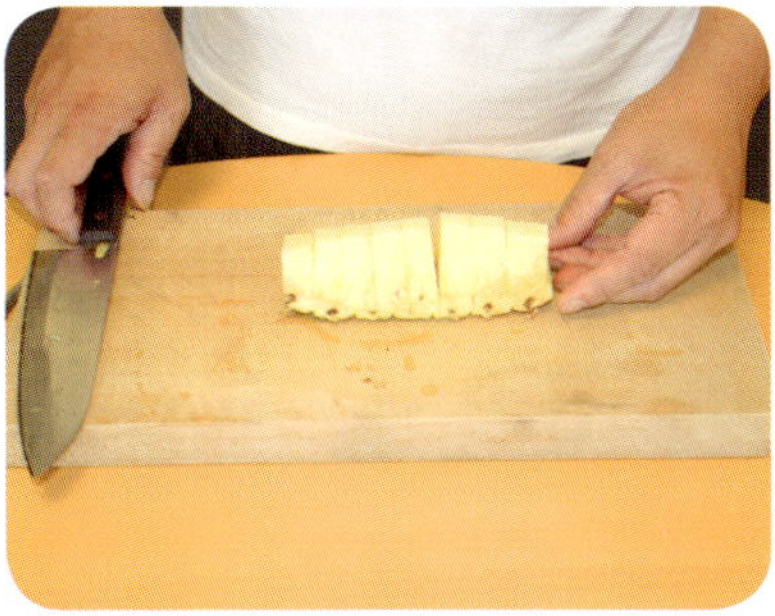

4 最後に一口大にカットし、皿の上に。8等分を各6個程度にカット。およそ50切れほどにします。

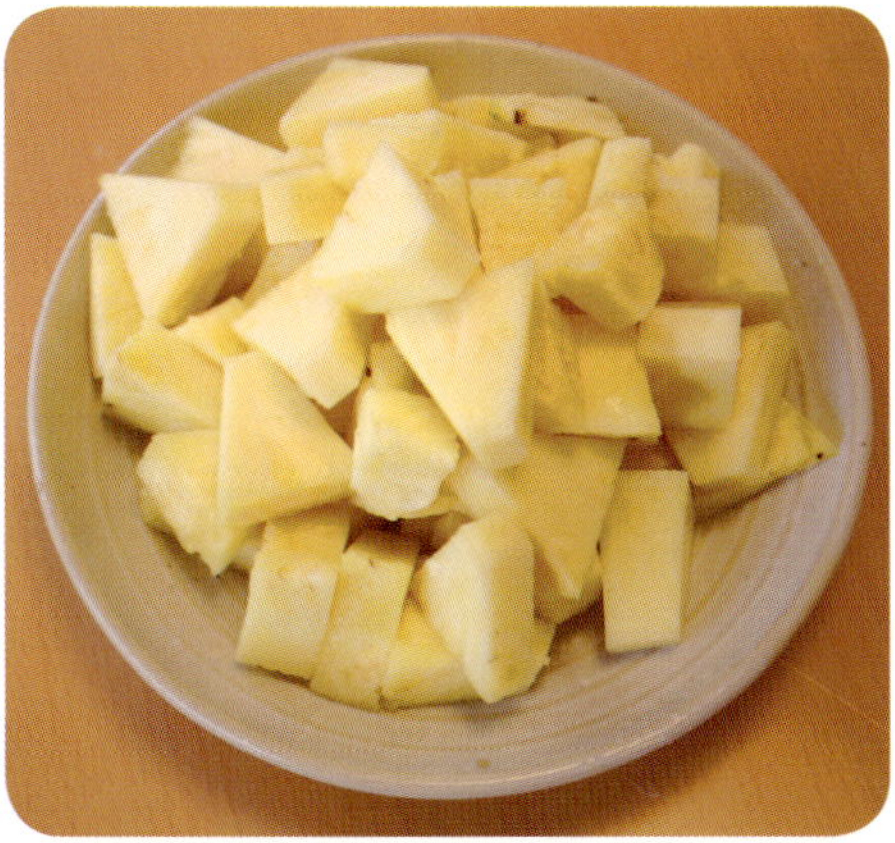

これで準備は完了!ラップをかぶせ冷蔵しておけば2週間程度は日持ちするはずです。

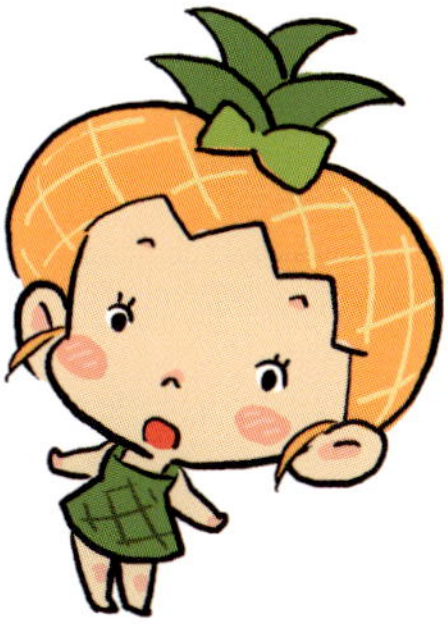

パイナップルダイエットのレシピいろいろ

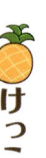

けっこうあるよ！そのバリエーション
あなたに合った食べ方を組み合わせてみてね！

パイナップルダイエットで使うのは、生のパインです。加熱するとパイナップルのなかの有用な酵素が逃げてしまいますので、レシピもカットした生のパインを使うのが原則です！

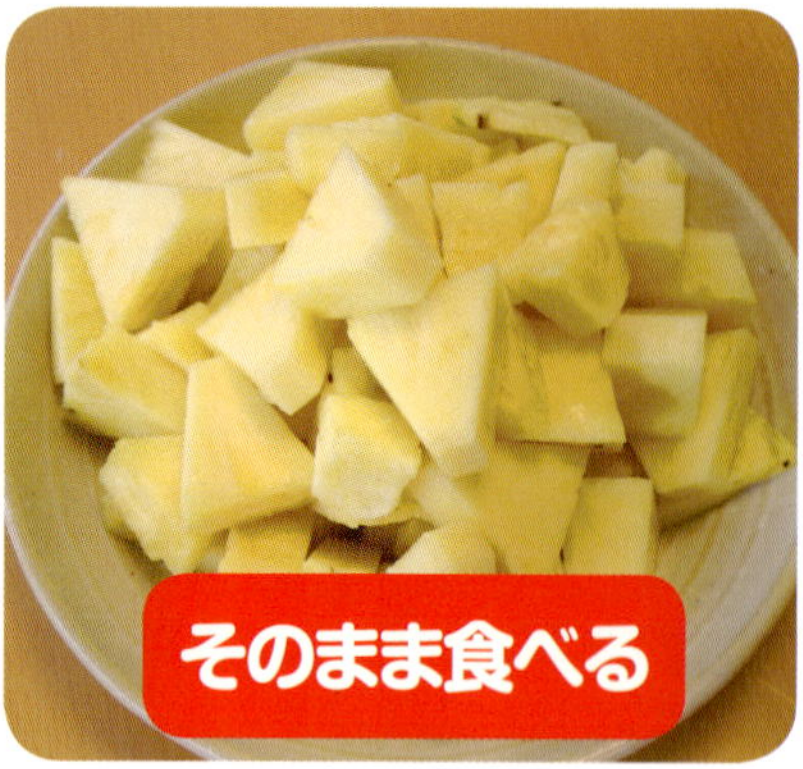

or

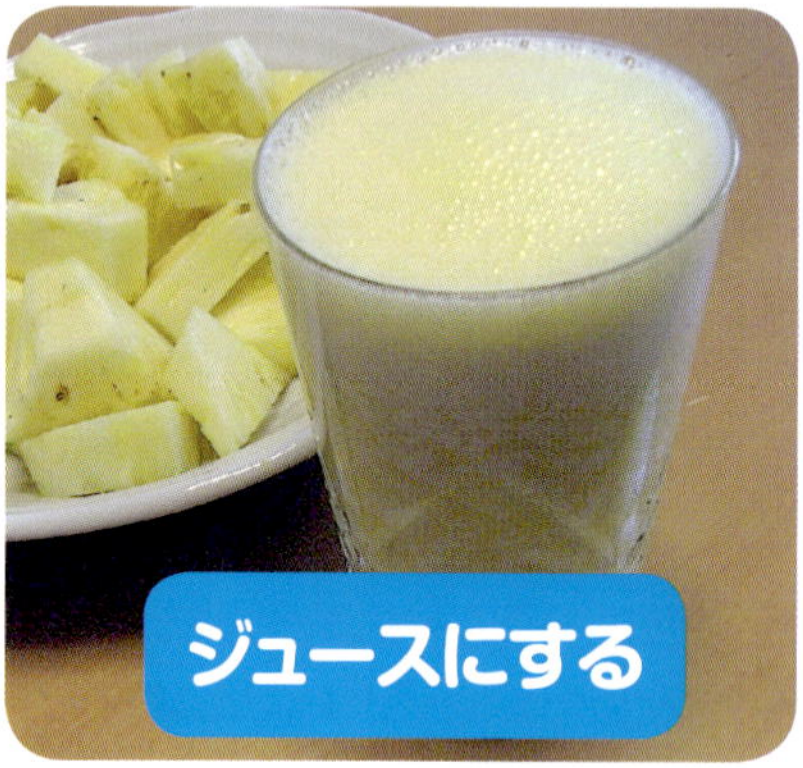

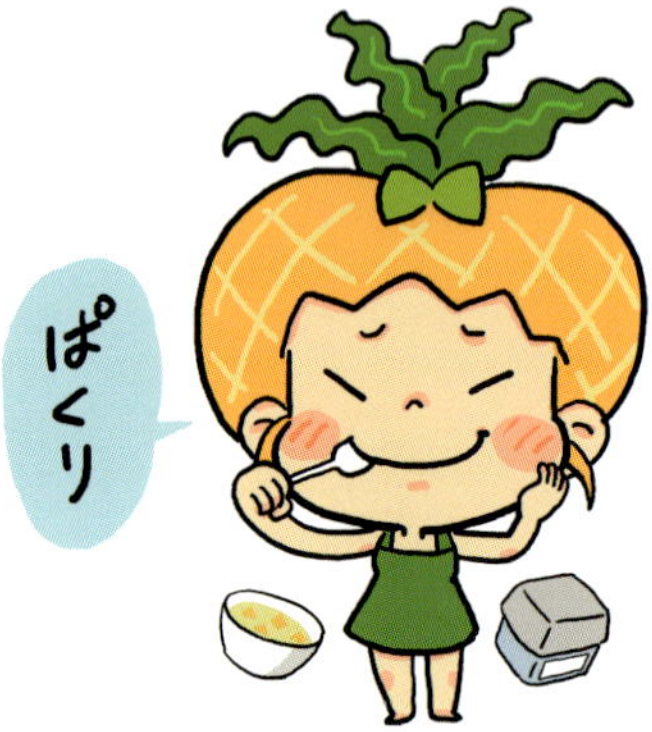

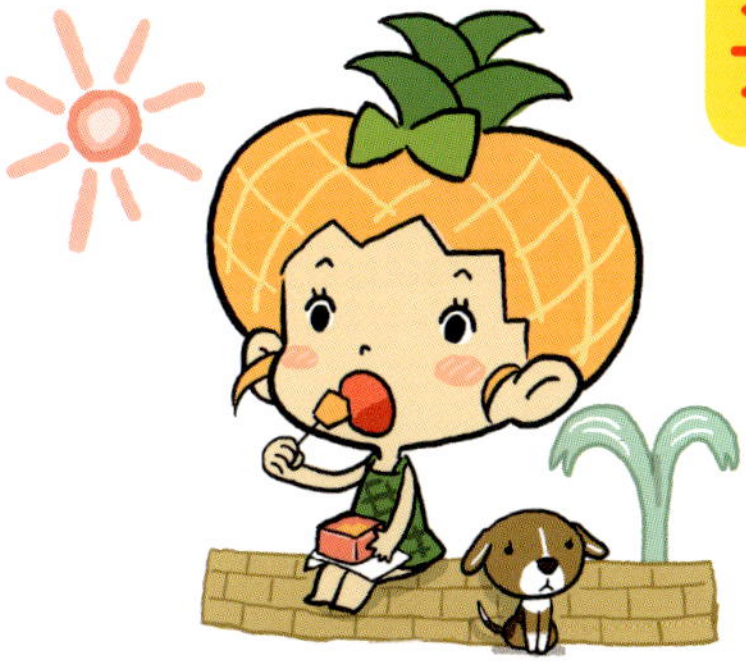

お昼はハンバーガーやホットドックにはさんで

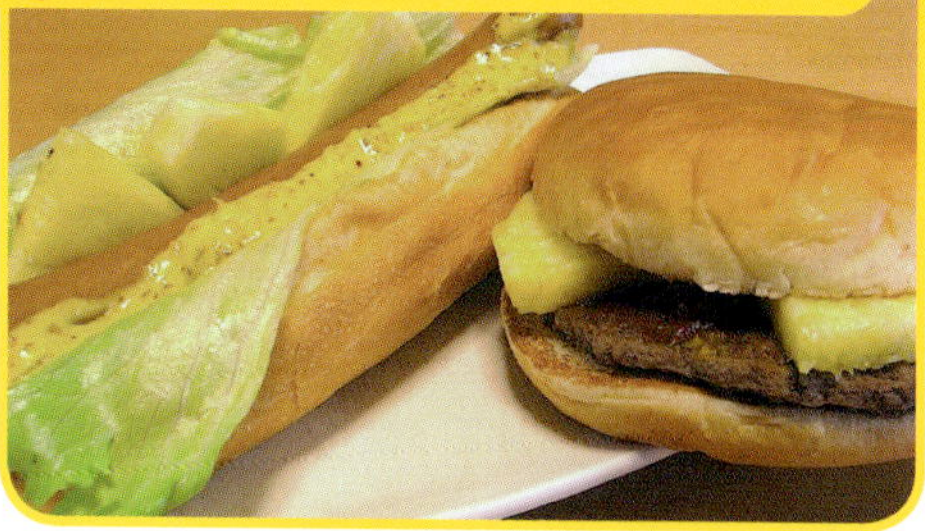

夜のレシピあれこれ

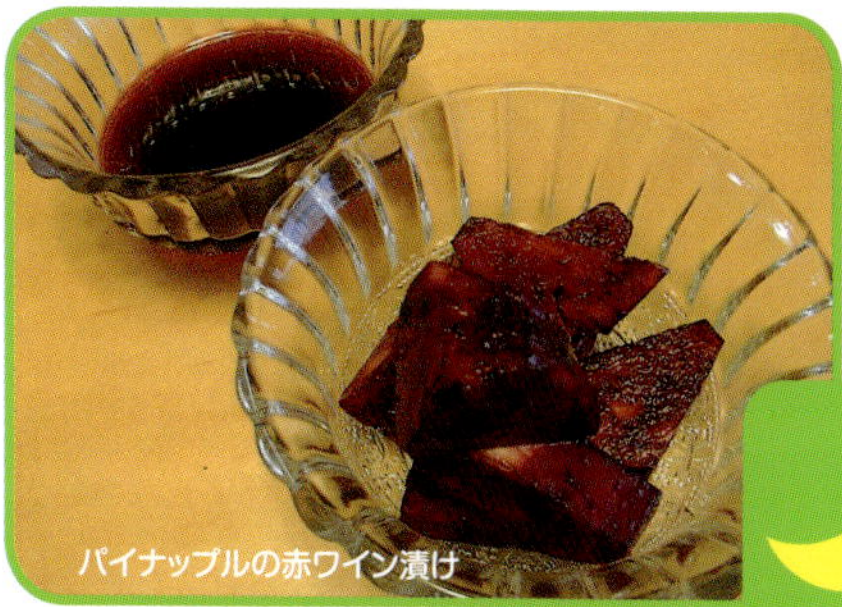

パイナップルの赤ワイン漬け

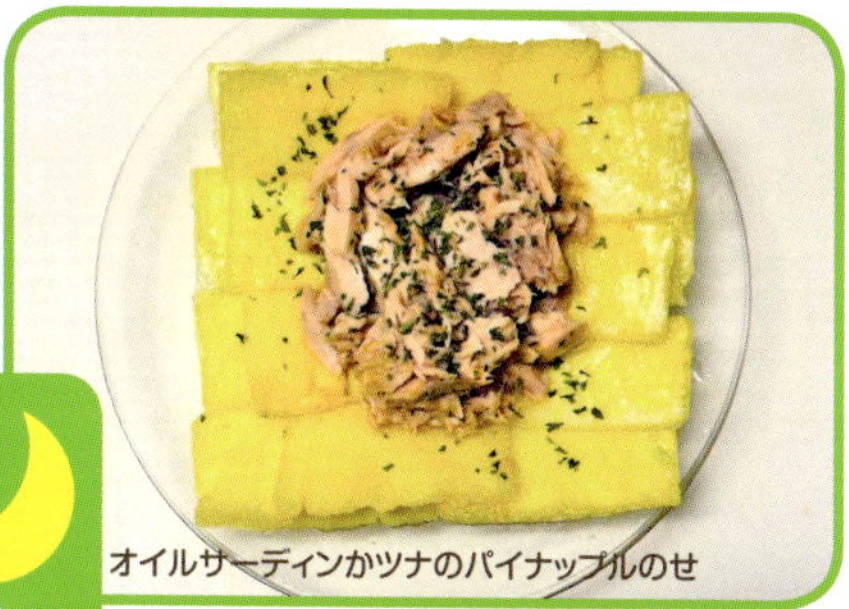

オイルサーディンかツナのパイナップルのせ

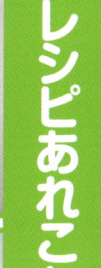

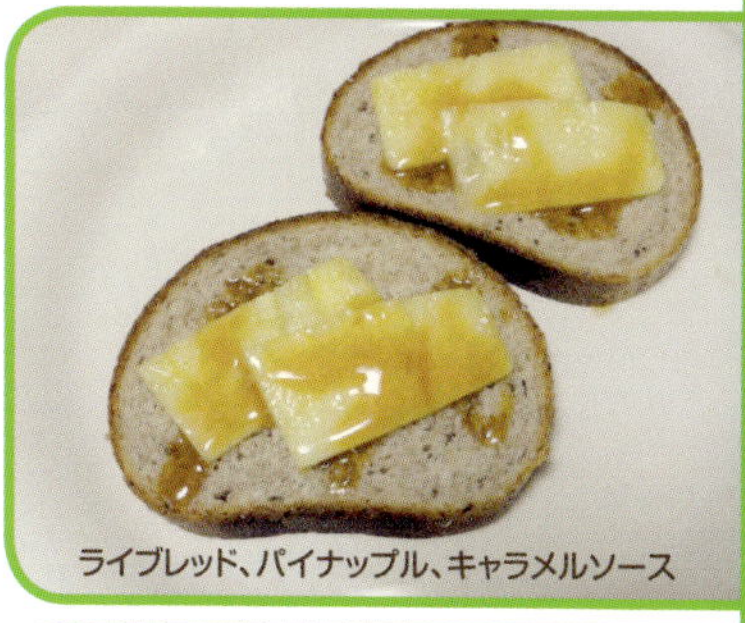

ライブレッド、パイナップル、キャラメルソース

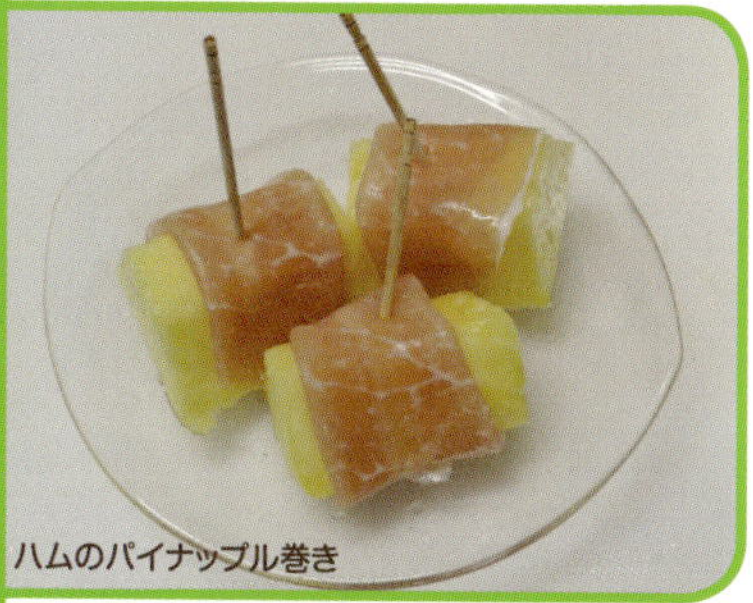

ハムのパイナップル巻き

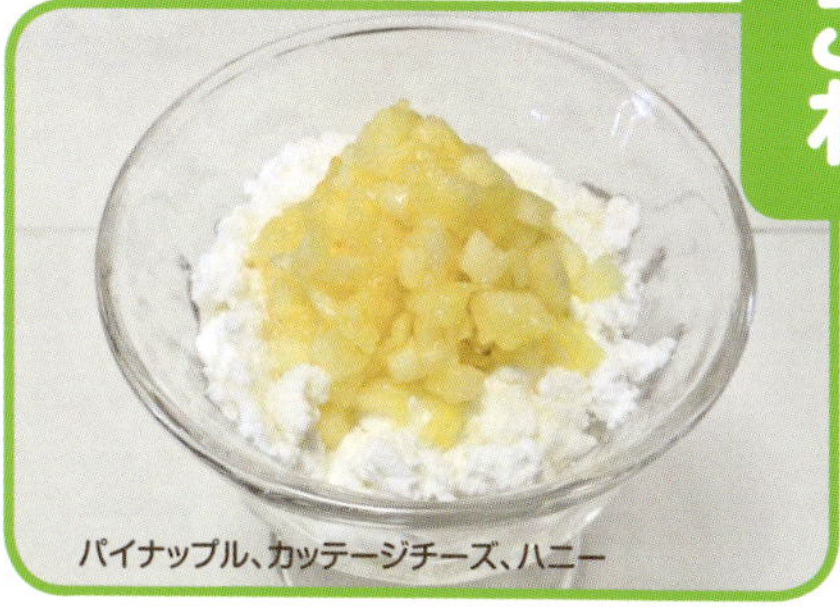

パイナップル、カッテージチーズ、ハニー

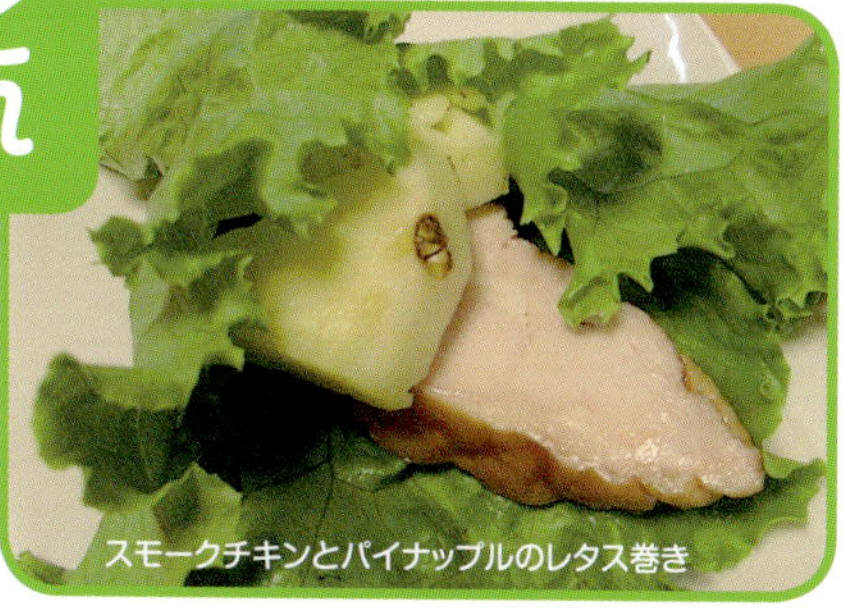

スモークチキンとパイナップルのレタス巻き

パイナップルダイエット／CONTENTS

Part 2

さっそく実践！パイナップルを使ったダイエットレシピ

Part 3

1週間を基本にゲーム感覚でヤセる！

Part 4

ついでにお勉強！体脂肪がふえていくメカニズム

Part 1

ダイエットの最終兵器「パイナップル」驚きの効能

フルーツ「一物」ダイエットは、過去たくさんありましたね。リンゴやらバナナやら、それだけを食べなさいとかね。で、単調で飽きちゃったり、効果そのものに疑問があったりするものばかりだったですよね?

パイナップルダイエットは、ひと味ちがいます。フルーツのなかでもっとも甘いものが、もっともダイエットに適しているということの事実、まずはお確かめを!

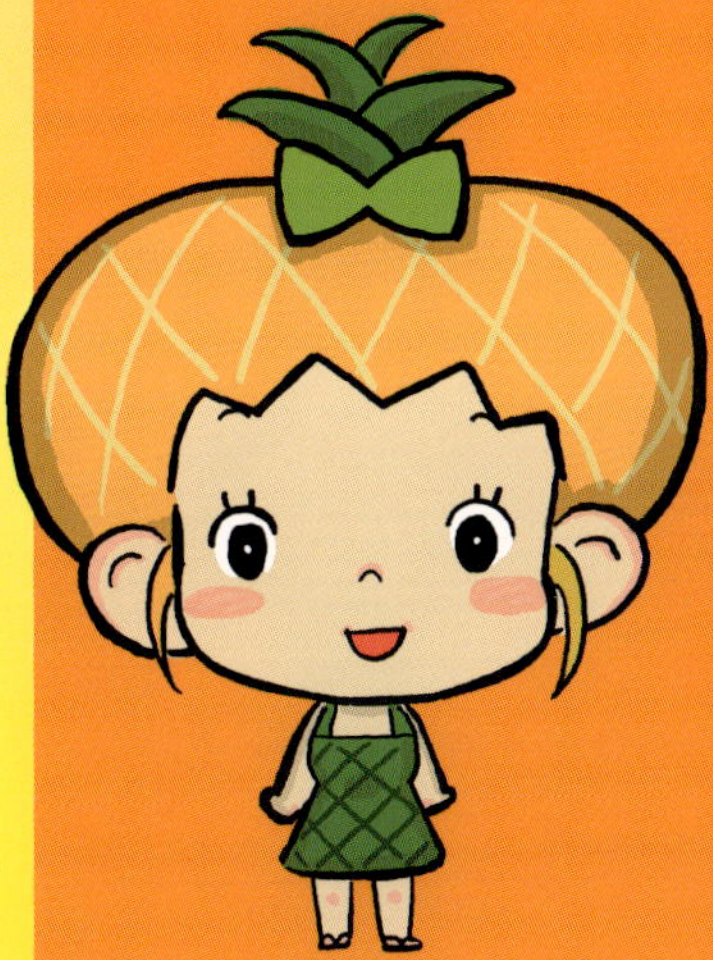

パイナップルは食物繊維《せんい》のかたまり

　ダイエットに食物繊維が欠かせないことは、みなさんご存知ですよね？食物繊維とはお掃除屋さん。腸をメインとした消化器官でのとり過ぎた糖分やコレステロール、あるいは腸内に溜まったゴミや毒素を、取り除く働きをしてくれるのです。便通を促し、肌をキレイに整えてくれます。

　どんなにあなた自身が便通がよいと思っていても、注意してみてください。小麦色のキレイな便が安定して出ているかどうか、をです。この状態を維持してくれるのが食物繊維です。

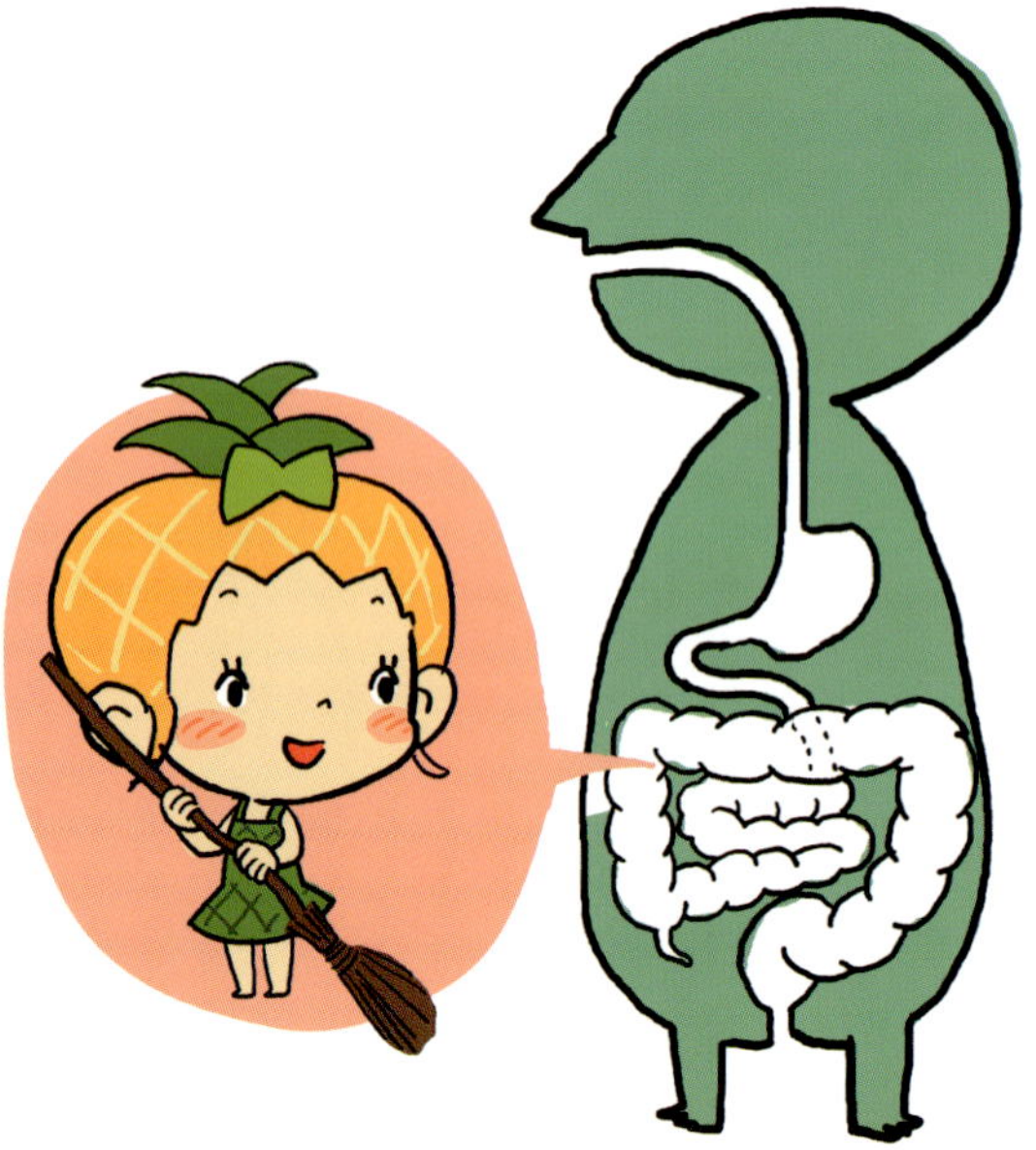

　しかもパイナップルにはこの食物繊維が、オレンジの1・5倍も含まれてい

るんです。

　これまでの食物繊維の研究結果でも、美容効果を筆頭に、発がん性物質の除去や動脈硬化、高血圧の予防、脳卒中や糖尿病のリスクの軽減、血糖値や血中の脂質濃度をおさえるなどなど・・・。もう数え上げたらキリがありません！そしてダイエット中だけでなく、その後のリバウンド予防や改善にも効果があることも証明されています。

　パイナップルの細かな繊維が少し歯に引っかかったり、堅くて苦手という人もいるかもしれません。でも、これが逆にダイエットに必要な「そしゃく（噛むということ）」を促すことにつながっています。また、噛むことで歯や歯茎を鍛え、ダイエット中の空腹感を押さえる働きもあります。さらに、唾液の分泌量が増えるため虫歯予防にもなります。さらに噛むという行為は脳の血流を増やし、脳を活発にさせることにもつながります。

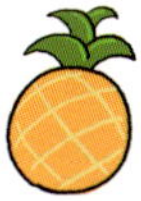

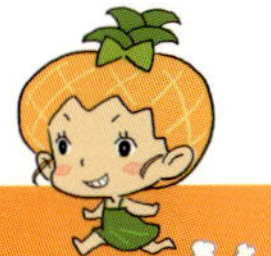

パイナップルがもっている消化酵素

　パイナップルを食べていると、ときどき舌がヒリヒリすることがあります。

　パイナップルには「ブロメリン（ブロメライン）」というタンパク質分解酵素が含まれています。舌が感じるのはこの「ブロメリン」の特性によるもの。舌を覆っているタンパク質が分解されて、舌に直接刺激を与えることで起こる現象です。もちろん、食べ過ぎて舌そのものを溶かしてしまうことはありませんので安心してくださいね。「ブロメリン」はかなり強力な消化酵素ですが、主にタンパク質だけを分解するという特徴があります。

　さて、みなさんも酢豚にパイナップルが入っていたり、ハンバーグにパイナップルが乗ってくるのを、見たこと

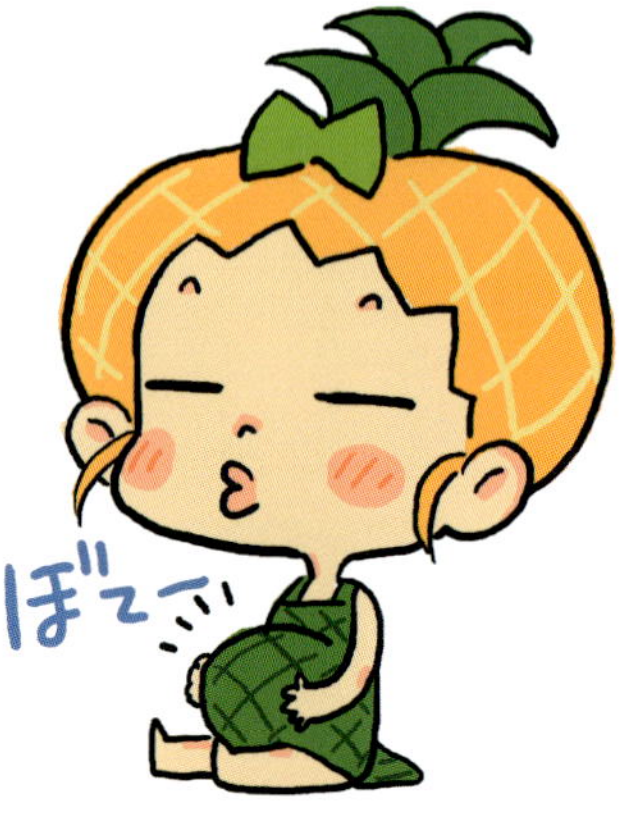

消化

があるはずです。（ただ缶詰が多いですが）これにはきちんと理由があります。パイナップルに含まれるこの「ブロメリン」が、お肉のタンパク質を分解して柔らかくするのです。タンパク質を分解すれば消化しやすくなり、胃もたれを予防します。

分解とは、大きなものを小さくすること。小さくすることで消化効率も上がり、体のさまざまな器官で、消化されやすいサイズに変化するということです。これは本来胃酸が行なうべき仕事。でもその仕事を「ブロメリン」が手伝うことで、胃腸への負担を大幅に軽くできます。ただし、熱を加えてしまうと「ブロメリン」の働きが弱まってしまうので注意。生のパイナップルが一番効果を発揮します。

またこの「ブロメリン」は、消化酵素としての役割以外にも、かなりの効能があるのです。アトピーの改善や心臓病の予防、炎症を和らげたり、花粉症を抑える効果まであるのですからスゴイ！「ブロメリン」は人体のさまざまなところで、分解、消化を行ない、健康で美しくいられるよう働いているのです。

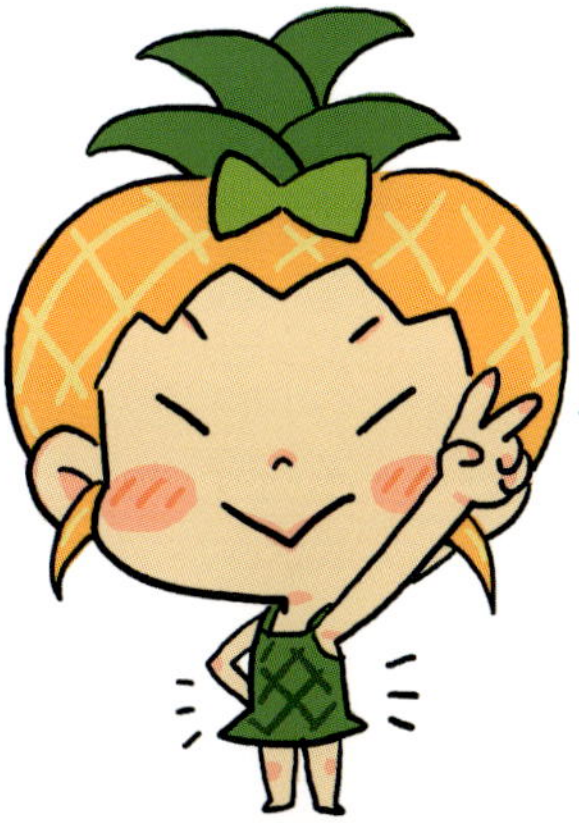

意外と知られていない果糖の効用

「果物は糖分が高いのでダイエットには不向き」こう唱える方々もたくさんいらっしゃいます。でも糖分を取らなければ、脳の活動が低下し、働きが悪くなってしまいます。

もちろんご飯やパンにも糖質は含まれていますから、普通に生活をしていれば、糖分不足は補えるでしょう。しかしダイエット中ともなれば、誰もが炭水化物は極力押さえようとするはず。それに加えて甘いものも禁止してしまっては、ストレスからリバウンドを引き起こすことだって考えられます。これでは元も子もありません。

そこで果物に含まれる糖分＝果糖に着目してほしいのです。甘さは糖質の中でも最も高く、砂糖の1・5倍の甘さ。さらに砂糖を含めたブドウ糖はインシュリンという物質がなければ、筋肉などにエネルギーとして取りこむ（代謝）ができません。そして個人差はありますが、2時間かけてようやく代謝され

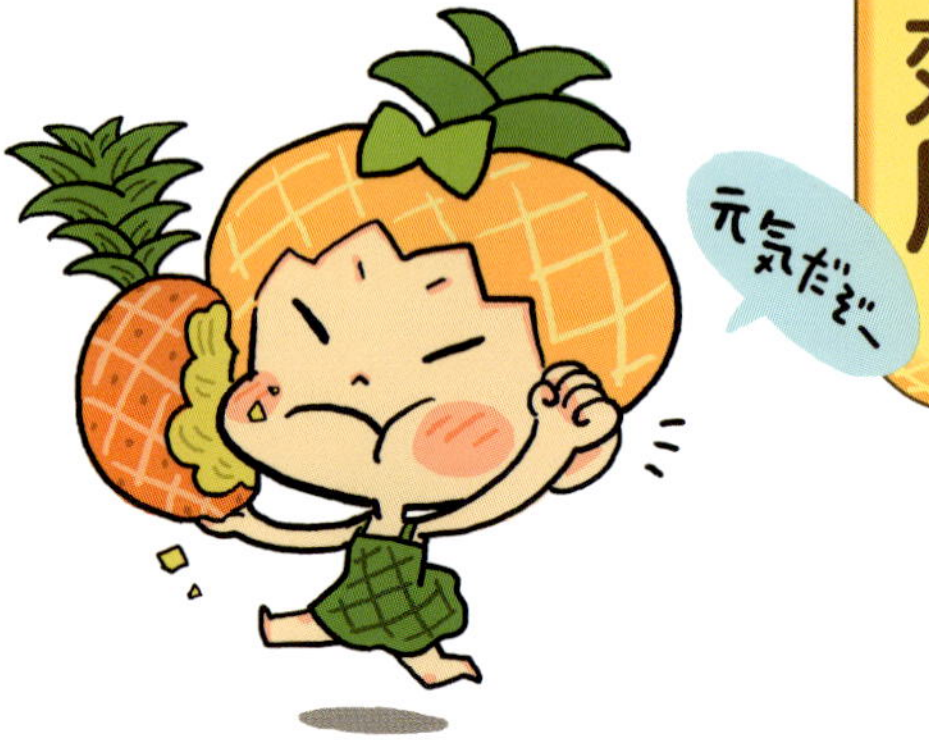

ていきます。疲れたときに甘いものを口にしたくなっても、ブドウ糖の場合元気になるのは2時間後。それに比べて果糖はインシュリンによる代謝の必要がなく、ブドウ糖に比べ早く代謝されるのです！疲労回復に即効性があるだけでも、すばらしい効能だと思いませんか？

インスリンの分泌を節約できることは、すい臓を無理に働かせなくても済むということです。すい臓が元気であれば、血中の糖分が調節され、糖尿病を予防できます。また果糖をきちんと補っていれば、慢性的なだるさが取れるという結果も報告されています。疲労物質の原因を取り除く効果や、糖尿病の予防にまで力を発揮してくれる優れものなのですね！

もちろん何でも摂り過ぎや足りないことは、ダイエットに大敵。果糖がダイエットに不向きなのではなく、摂取量と、元気になった身体を動かさないことが問題なのです。甘みを体が欲しているとき、あなたなら砂糖と果糖どちらを取り入れますか？少量で満足、甘みが1・5倍の果糖を選ぶはずです。ただ我慢するだけのダイエットより、上手に栄養素を摂って、運動でエネルギーを消費する、無駄のない食生活がこの果糖のおかげで可能になるのです。

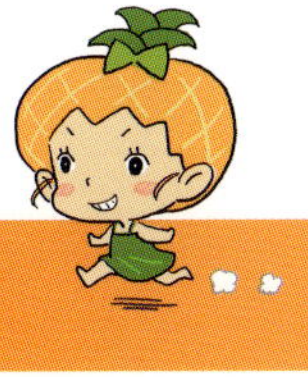

トータルな栄養学でみるパイナップル

トロピカルフルーツの代表格。見た目の愛らしさに加え、果肉がぎっしり詰まったパイナップルは、生のままでも缶詰やドライフルーツ、ジュースや肉料理の付け合わせとして万能ですよね！トータルな栄養学で見ても、すばらしいフルーツなので、ざっと効能を上げてみましょう。

これまでみてきたように、パイナップルは糖質の分解を助け、糖分が体内に蓄積しないよう働いてくれるビタミンB1が含まれ、さらにビタミンB2やCなども含まれ、疲労回復や夏バテ、老化防止などに効果が期待されます。また肉を柔らかくしたり、消化を助ける酵素も含まれています。またクエン酸と酵素のおかげで、胃液の分泌を活発にし消化を促進。さらに食後の胃もたれを防ぎ、胃腸の健康を保つのに効果があるのです。

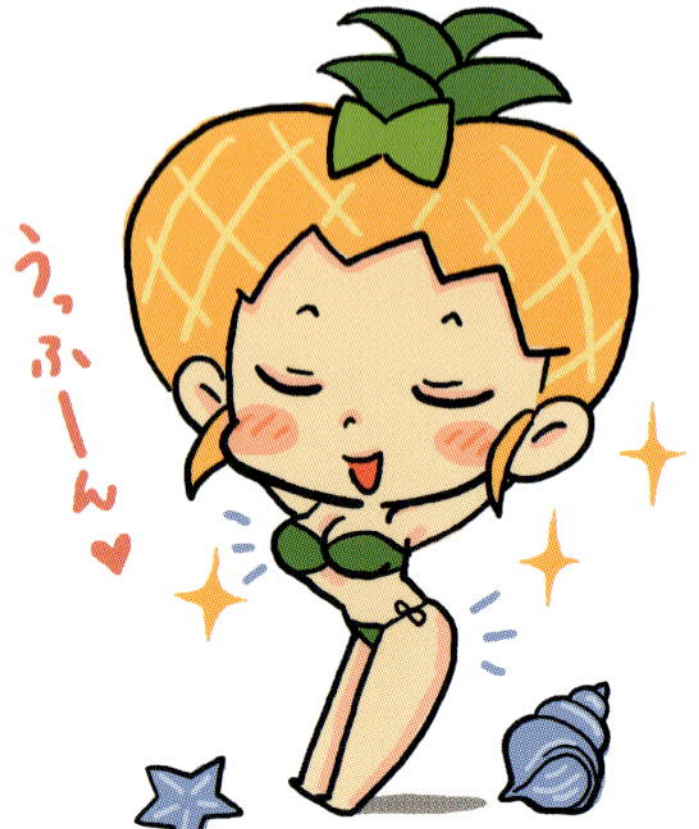

食物繊維も豊富に含まれているので、コレステロールや体の毒素を排出する作用がバツグン！胃や腸の中で水分を吸収して膨らみ、満腹感を与えるため食べ過ぎを防ぐのです。ダイエットを目的に運動を一生懸命やりすぎたせいで、関節が痛くなったり、骨がきしむようなことも起こりがちですが、パイナップルにはマンガンが含まれているので、骨や関節の形成などにも働きかけてくれるのです。バナナと同様、カリウムも多く含まれているため、高血圧や動脈硬化を予防する効果も期待されています。

もうひとつ、「ブロメリン」は別名フルーツ酵素とも呼ばれますが、実は毛深いことでお悩みのかたに、この酵素が役に立ってしまうのです！体毛はなかなか分解しない頑丈な、ケラチンタンパクで出来ています。この体毛を溶かす作用があるため、パイナップルの芯部分は脱毛剤として使われることさえあります。ほかのどのフルーツよりも、パイナップルに入っているブロメリンが効果的なんです。

このように、パイナップルは美容と健康にすばらしい力を発揮してくれるフルーツなのです！

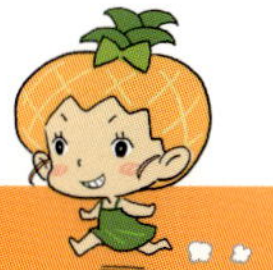

他のフルーツとの徹底比較／バナナ

朝バナナダイエットとして一躍有名になったバナナ。トロピカルフルーツの中でも日本人にもっともなじみ深いのが、パイナップルとバナナではないでしょうか？しかしパイナップルと比べてみると100グラム当たりのカロリーが、30キロカロリー以上バナナのほうが多め。これだけでもたくさん食べたときに、大きな差が出てきます。炭水化物も脂質の量もバナナのほうが多いという結果。

逆にカルシウムやビタミンB1、ビタミンC、食物繊維といった、ダイエットに必要な栄養素は、パイナップルのほうに多く含まれているのです。

またパイナップルは収穫すると熟成が止まるので、スーパーで買ってきても結構日持ちする方ですが、バナナは、早めに食べきらないとパイナップルより足が早いです。凍らせておくのも方法ですが、体を冷やしてしまうのでこれはあまりオススメできません。

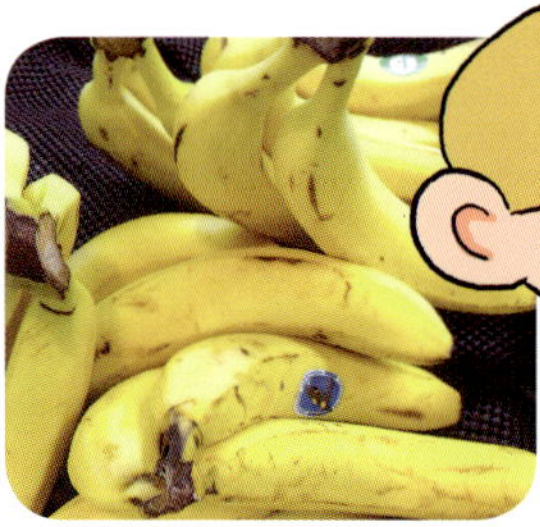

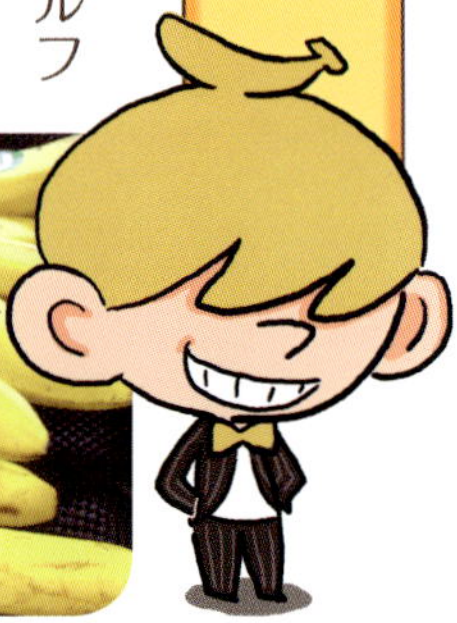

他のフルーツとの徹底比較／リンゴ

リンゴに比べてパイナップルはカリウム、カルシウムが多いんです。マグネシウムにいたっては約5倍の差が！体内のあらゆる細胞が必要としているミネラルですから、マグネシウムが不足すれば大問題。心臓への影響が最も心配されますし、抑鬱症や不安、錯乱などを引き起こすことも。ダイエット中は、ストレスが溜まりやすいはず。なるべく平穏な精神状態を維持するためにも、マグネシウム不足は避けたいですね。

また鉄や亜鉛は成分を示せないほどの少量しかリンゴに含まれていないのに対し、パイナップルには鉄、亜鉛が豊富に含まれています。それだけでも免疫力の強化や新しい皮膚の生成、味覚や嗅覚を正常に保つ働きがあるのです。

これだけではありません！ビタミンB1、B2、B6はどれもリンゴを上回り、ビタミンCは7倍ほどの差があるのです。ビタミンCと言えば美容と健康に最も効果を発揮するもの。この差は大きいですね。

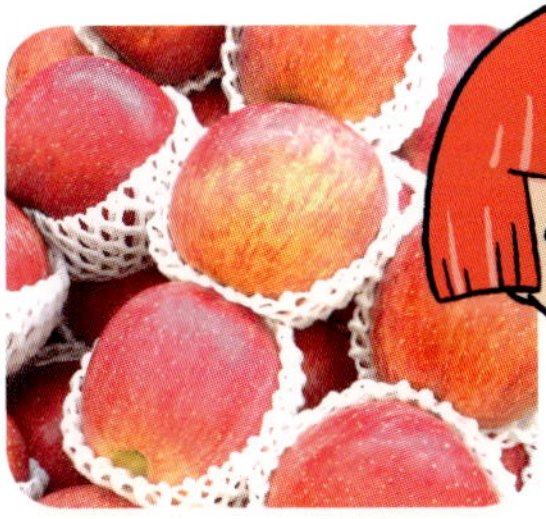

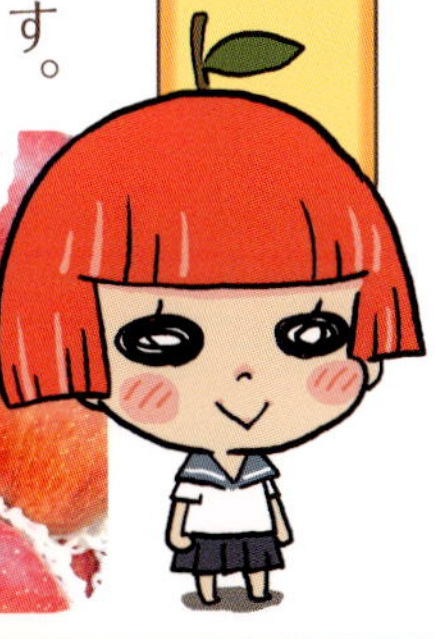

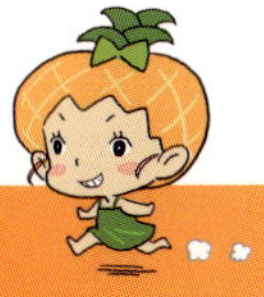

他のフルーツとの徹底比較／オレンジなど柑橘系

オレンジなどの柑橘系とパイナップルを比べてみると、エネルギーなどはさほど変わりません。しかしマグネシウムや銅の量はパイナップルのほうに多く含まれています。

銅は貧血を予防したり、皮膚や髪の色を健康的に保つ役割。血管を丈夫にしたり骨そしょう症を予防する効果もあるのです。これらもダイエット中にはかかせないものです。ビタミンB1、B6もパイナップルのほうが多いですし、食物繊維も断然パイナップルのほうが豊富です。

柑橘類の皮に栄養素が含まれている、と聞いたことはないでしょうか？しかしこの皮には消化されにくい成分も含まれているので、沢山は食べられません。そのためいくら栄養価が高くても、その皮部分を取り去らなければなりません。これだけでも効果は半減。パイナップルも皮を取り去るのは手間ですが、基本的な栄養素は豊富に詰まっているのため、栄養を丸ごと取り入れることができるわけです。

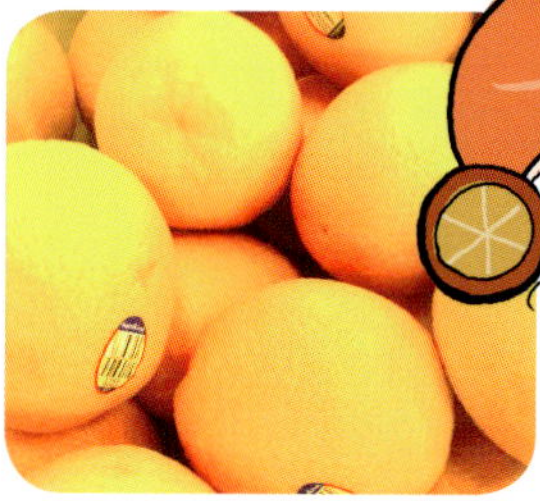

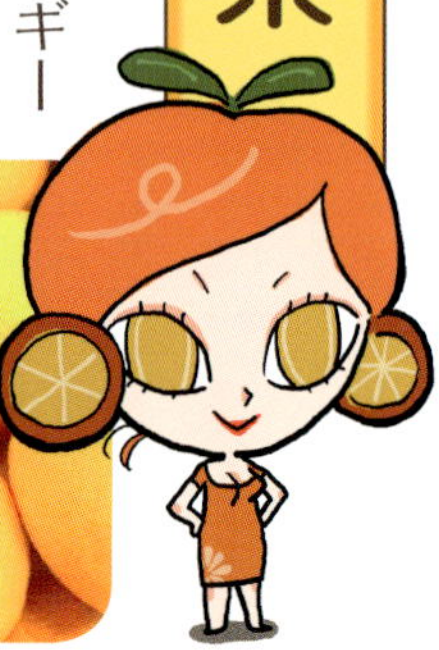

他のフルーツとの徹底比較／キウイ・パパイヤ

青パパイヤがダイエットに適していることは、よく知られています。パパイヤに含まれる「パパイン」という酵素が、パイナップルの「ブロメリン」と同じ働きをするからです。でもちょっと待ってください！パイナップルは熟しているほど、消化しやすくなりますし、ブロメリンの量も変わりません。しかもパパイヤは青いうちに食べないと、効率的にパパインを摂取できないのです。フルーツは熟しているほうが美味しいですよね？ダイエットを長続きさせようと思うなら、熟していない青パパイヤを食べるより、パイナップルのほうが美味しくて、適しているということなのです。

キウイも豊富にビタミンを含み、手頃でダイエット向き。ただキウイの種類によって含まれる糖分がちがいます。それによっては逆に太ってしまうこともあるので注意が必要。マンゴーは美味しいけれど高いですから、続けることがり困難。いろいろ考えると、結局パイナップルがオススメなんですよね。

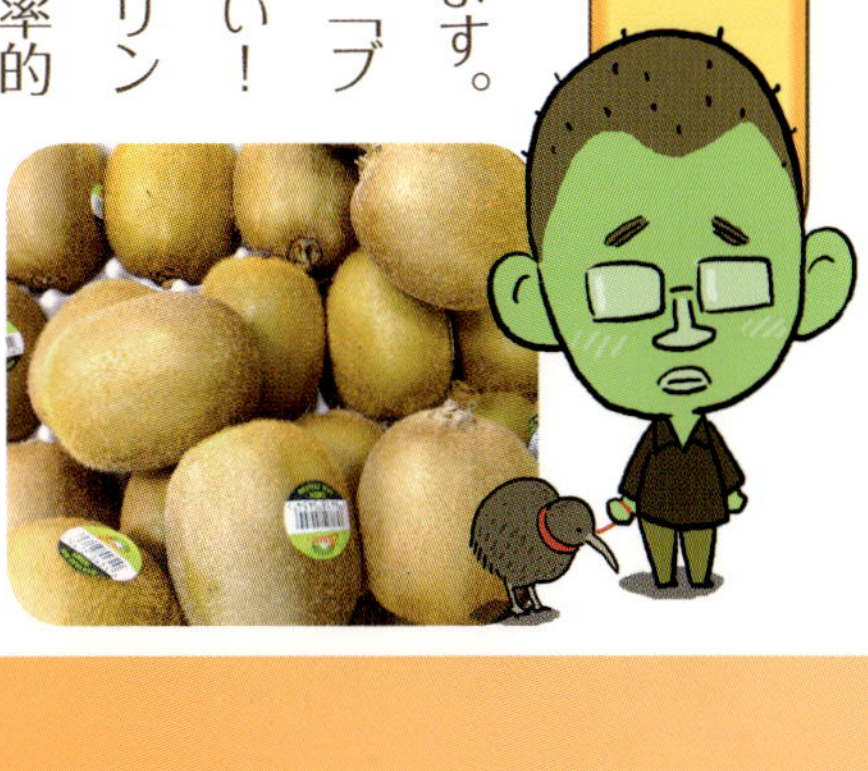

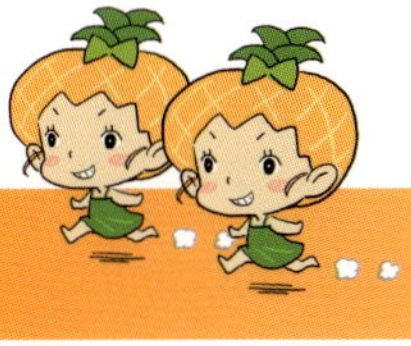

Column 1

ダイエットで生じるストレスをコントロールする

いいか悪いかを別として、ダイエットを決意し、いままでの食生活を変えるということは、同時に脳に過大なストレスを生むことになります。そして、このことが身体や精神の不調を呼び、ダイエットの継続を阻む大きな要因となってくるわけです。

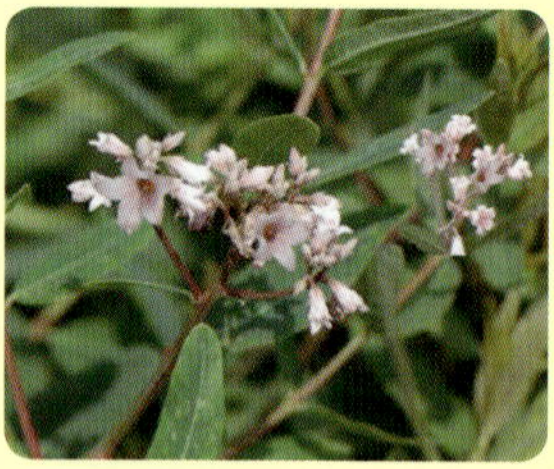

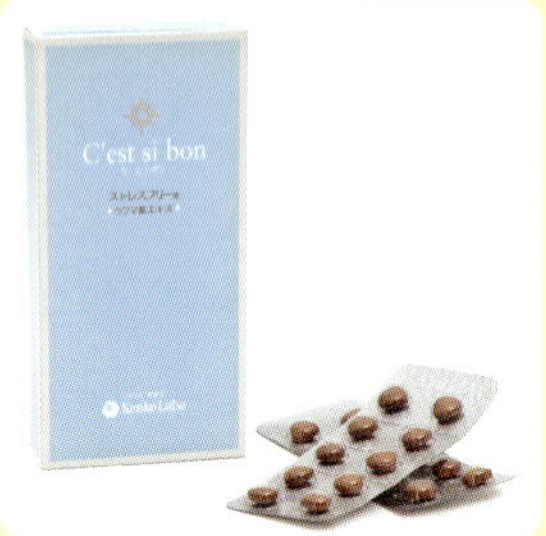

もう少し詳しく言うと、脳内の神経伝達物質である「セロトニン」が、過大なストレスによって大脳から正常に分泌されなくなると、イライラし、睡眠不足にもなり、結果的にドカ食い、ヤケ食い等の反動をやらかしてしまうのです。ダイエット時のこの身体のメカニズムが、これまでクローズアップされることはありませんでした。

これらの脳内でのできごとは、自分で意識してコントロールすることができません。なんらかの補助手段が必要になってきます。具体的にはセロトニンの正常な分泌を促すといわれる「ラフマ葉」のエキスを定期的に摂取することが、もっとも効率的です。

ストレスをサプリで解消する。聞き慣れないかもしれませんが、ダイエットを継続するための、もっとも手軽で効果の高い方法のひとつと言えるでしょう。

人によっては有効量には差がありますが、基本は朝1錠、夜寝る前に1錠ほどのサプリを飲む。これを習慣化するだけで、セロトニンを安定的に分泌するようになり、ダイエット食生活からくるストレスを軽減させていきます。苦に感じることなくダイエットを成功させる、ちょっとした秘訣のようなものですね。

国内ではまだ扱う業者が少なく、残念ながらコンビニ等で見ることはありません。私がいつもお願いしている通販サイトをご紹介しますので、お問い合わせくださいね。この本の読者だけの特典もありますよ！

☞ http://kenkolabo.com/supple/pad.html（健康ラボ）

Part 2

さっそく実践！ パイナップルを使ったダイエットレシピ

パイナップルは「甘みが強く、非常にコクがあり、適度な酸味もあるフルーツ」としても食べやすく、これだけでもおいしい果物です。たとえばオレンジは果肉を食するよりも、果汁を楽しむもの。リンゴも、いくぶん酸味が勝っており、コクよりも強い爽快感が特徴です。そのままで食するよりも、加工して食べることに向いています。事実欧米、とくに欧州ではその傾向が強く、菓子などにして食べています。これに比べてパイナップルは、そのまま食べるのに向いている果物の代表格、といえるのではないでしょうか。コクと甘みにあふれるパイナップルを楽しみましょう！

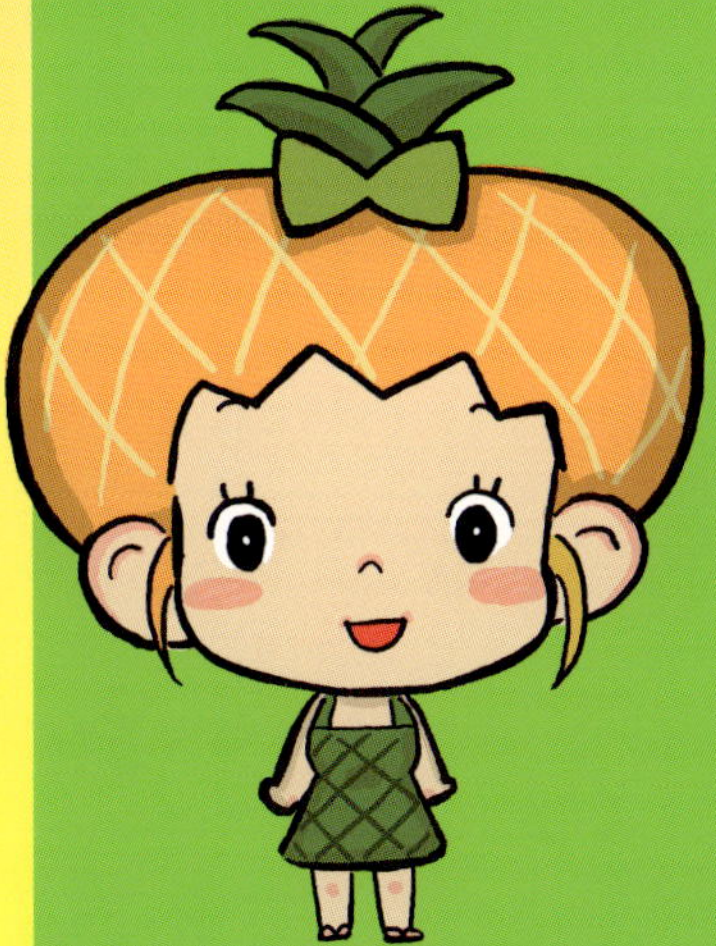

基本はこのふたつ／そのまま食べる

【効果的なカット法】

パイナップルの消費拡大の妨げになっているもの、最大の要因といわれているのが、その厚い皮です。一見とっつきにくそうで、皮をむいて食べる状態にするのが面倒くさそうです。カットパインは面倒がありませんが、現状とても高くて、日々続けなければいけないダイエッターの立場からはお薦めできません。でも、じつはパイナップルのカットは、意外に簡単なのです。りんごなんかよりも全然カンタン！それに1個が大きい果物ですから、一度皮むき・カットを行ってしまえば、1週間はなにもしなくていいのです。皮むき・カットの方法は巻頭カラー頁を参照してください。要点だけを列挙します。①葉の部分を手でむしり取る。②上部、下部を水平カット③タテに4つ（あるいは6つ）に分割する。④芯を除去。⑤舟形にナイフを入れて皮を取り除く。⑥適当な大きさにカットする。（3ページ参照）

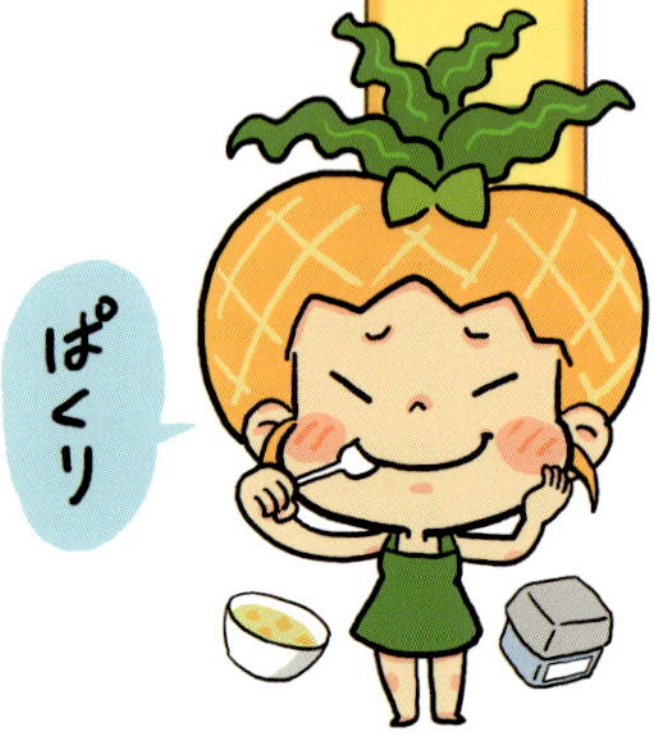

【そのまま食べる】

あとは、このままおいしく食べればいいのです。

基本はこのふたつ／ジュースにする

【繊維をそのまま】

パイナップルは、ジュース＝液状＝にしてももちろんおいしいですよ。でも、果汁にしてしまうとおなかが膨れないのでは?そうです。ジュースにするときの注意点は〝おなかが膨れるパイナップル〟の真骨頂である、果肉ごと液状にしましょう。繊維もそのまま摂取できるようにするのです。

【ミキサーを使おう】

ジューサーではなく、ミキサーを使いましょう。これは本来ジュースという名称ではありません。果肉飲料＝ネクターといいます。カットしたものをミキサーに入れ、少量（パイナップル6切れに対して50cc程度）の水、夏の暑いときは氷も入れて（※氷の投入は、氷が粉砕できるミキサーに限ります）数秒（機種によ り異なる）粉砕するだけです。ベースを牛乳や豆乳にしたり、これにさまざまな〝味付け〟を施したりすればバリエーションはグンと広がり、飽きがきません。

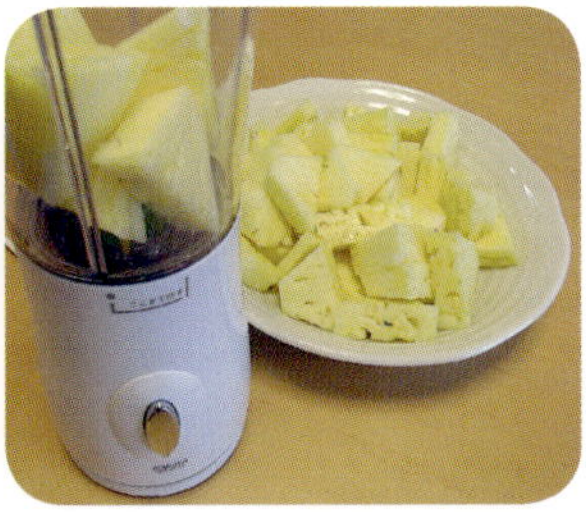

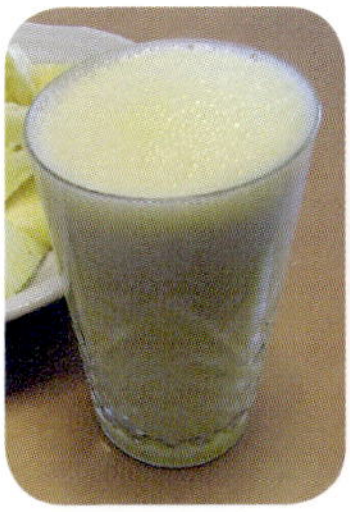

パイナップルを使った朝食レシピ／朝パインダイエット6メニュー

甘くコクがあるのに、さわやかさもある、そんなパイナップルは朝食にピッタリです。食後の満足感もありますね。ここでは6つのレシピを紹介します。

なおレシピはカット済のパイナップルを前提としています。

【ヨーグルト&パイン、ミント添え】

酸味のあるヨーグルトに果物を合わせる、これは結構むずかしいものです。酸味が強いものに酸味が強いものを合わせると、実はそれほどおいしいものではありません。その点、パイナップルなら大丈夫。甘くて酸っぱい、朝にふさわしい一品になります。

①パイナップルと無糖ヨーグルトを合わせる
②はちみつをほんの少量落とす
③ミントを添える（シナモンでもおいしいです）

ヨーグルトはほとんどが水分ですが、パイナップルが吸収しおなかのなかでふくれるので、昼夜の食餌量を減らしたいダイエッターには最適ともいえる一品です。

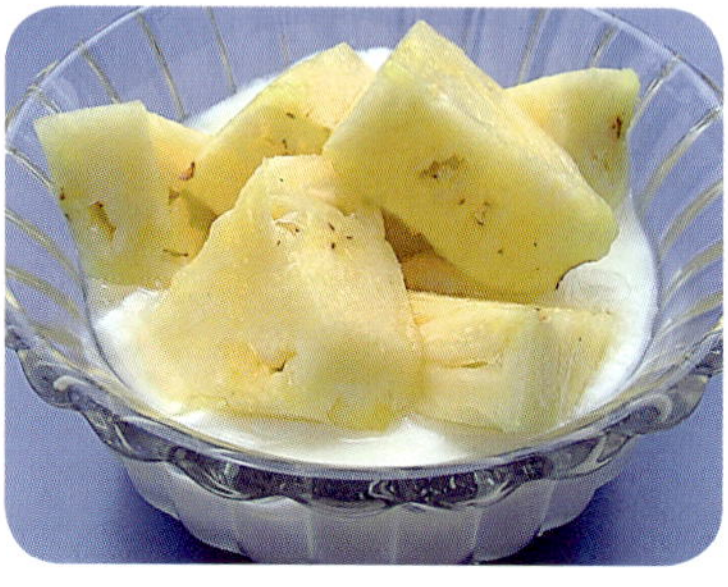

【パイナップルのアイスティ漬け】

パイナップルと紅茶。実はこれ、結構合うのです。コーヒーは絶対に合いませんが。パイナップルのみならず、リンゴ、かんきつ類など、紅茶は多くの果物との相性がいいものです。とりわけパイナップルとの相性は抜群です。紅茶の、とくにタンニンの渋みがパイナップルの甘みと酸味にマッチします。ただし注意点が1つ。非常に濃くいれた紅茶を使うことです。市販のティーバッグなら3つくらい使ってみてください。コストは大したことありません。

このレシピは前日に準備します。簡単なフルーツ・パンチのようです。

①とても濃く入れた紅茶（ダージリン、オレンジ・ペコなどが合います）を大きめの器につくる

②そこにパイナップルを入れる

③冷蔵庫で1晩寝かせる➡紅茶の味わいがパイナップルにしみこみます

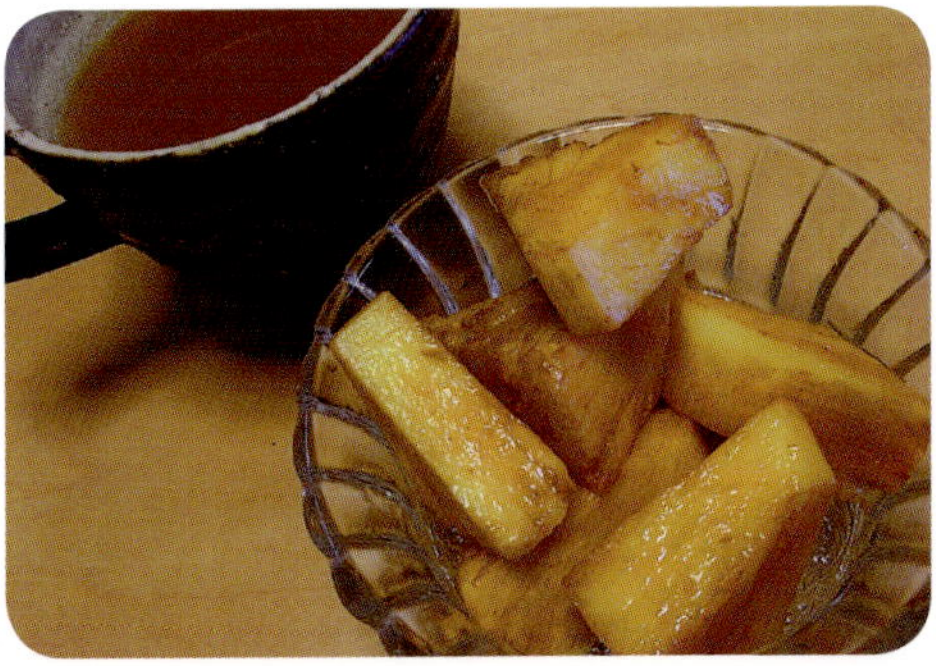

果肉はもちろんですが、冷たいパイン・フレーバーの紅茶がとてもおいしいです。前の晩に仕込んで、朝はこれでスタート！理想的です。

【パイナップルのシナモンパウダーかけ】

こくのあるパイナップルの甘みをさらに引き出すために、シナモンパウダーを使います。写真のようにまるで「きな粉」のようにふんだんに盛られたシナモン。盛ったあとはまんべんなくパイナップル全体にまぶして食します。ちょっと苦みのあるシナモンが、パイナップルの濃厚な甘みにこの上なくフィットします。

なお、シナモンパウダーには血糖値を下げる働きがあり、パイナップルの血糖値上げ作用を抑制する食品でもあります。入手にあたっては、GABANブランドのシナモンパウダーが一般的ですが、あまり市場に出回っている商品ではないため、通販などで入手してみてください。

シナモンを入れた紅茶に、ミルクを入れるとまさに「チャイ」ですが、チャイとカットパインという組み合わせも、けっこうハマりますヨ。

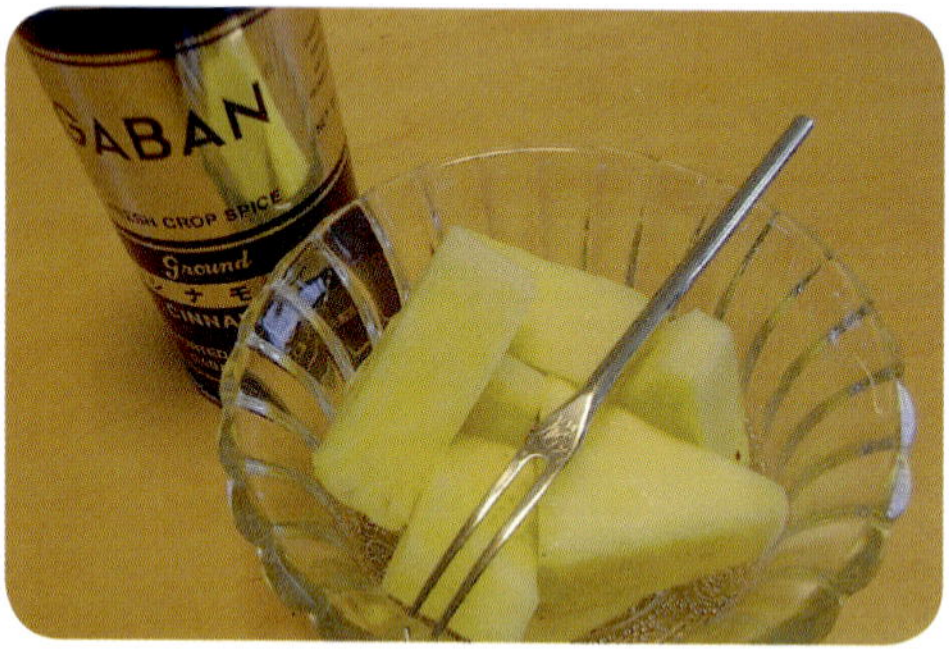

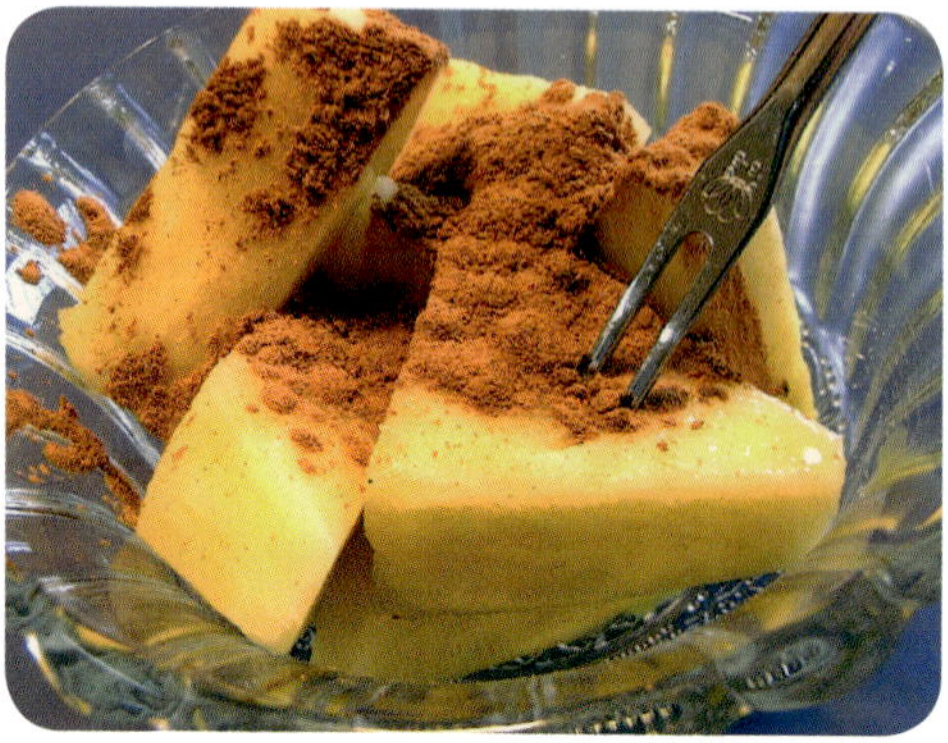

【ニンジンとパインのネクター】

※ジュースの項目（25ページ）を参照

ニンジンジュースはそのままではなかなか飲みにくいもの。ところが、パイナップルと合わせると非常に飲みやすくなります。オレンジの色鮮やかな濃厚な飲み物で、スタミナもつきそう。

パイナップル6切れ、ニンジンジュース50cc入れてミキサーにかけます（1杯分）

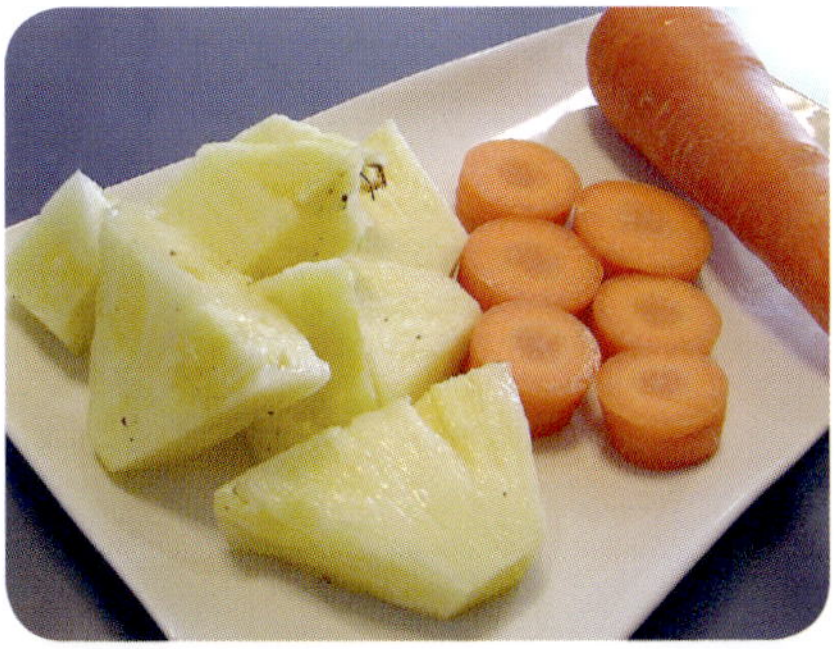

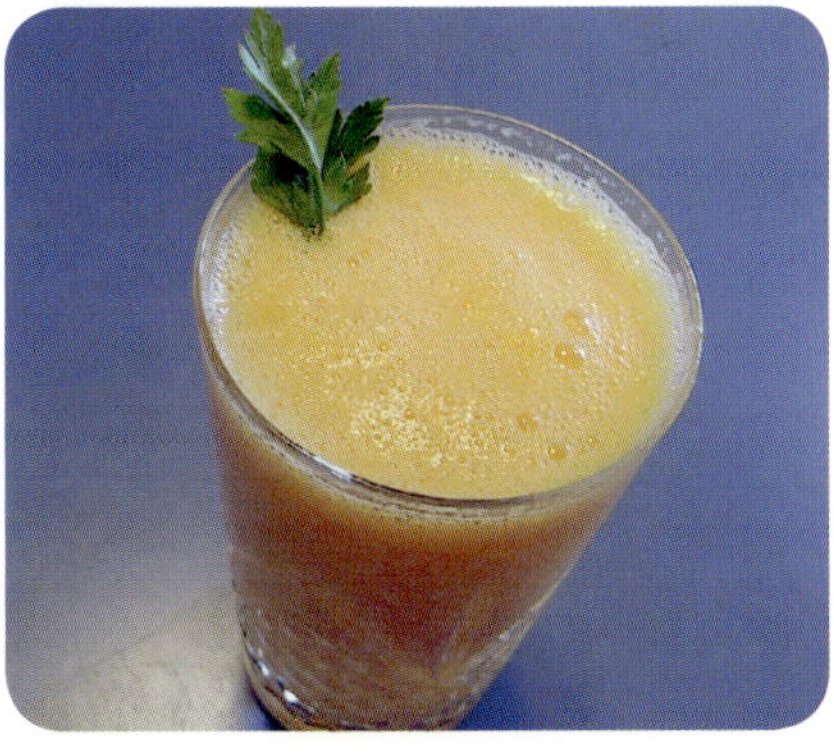

★生のニンジンを使う場合

ニンジンとパイナップルのミックスを、たっぷりと楽しみます。ニンジンジュースは多くが加糖されていますが、この場合はパイナップルの甘みだけでじゅうぶんイケます。余分な砂糖類を摂取せずにすみますネ。

パイナップル6切れ、ニンジン小1／4本、ミネラルウォーター50ccをミキサーにかけます（1杯分）

【メレンゲ&パイナップル】

朝からでもお菓子のようなものを食べると結構満足し、腹持ちもいいもの。ここでは低エネルギーのメレンゲ（卵の白身を泡立てたもの）を使います。色彩的にはヨーグルトのときと似ていますが、もちろんパイナップルとの相性もGOODです。これにシナモンパウダーあるいはチョコレートソースなどを少量加えます。

こうしたトッピングは、飽きずに続けるためのちょっとした工夫ですが、ダイエット中のストレスのガス抜きの意味もあります。

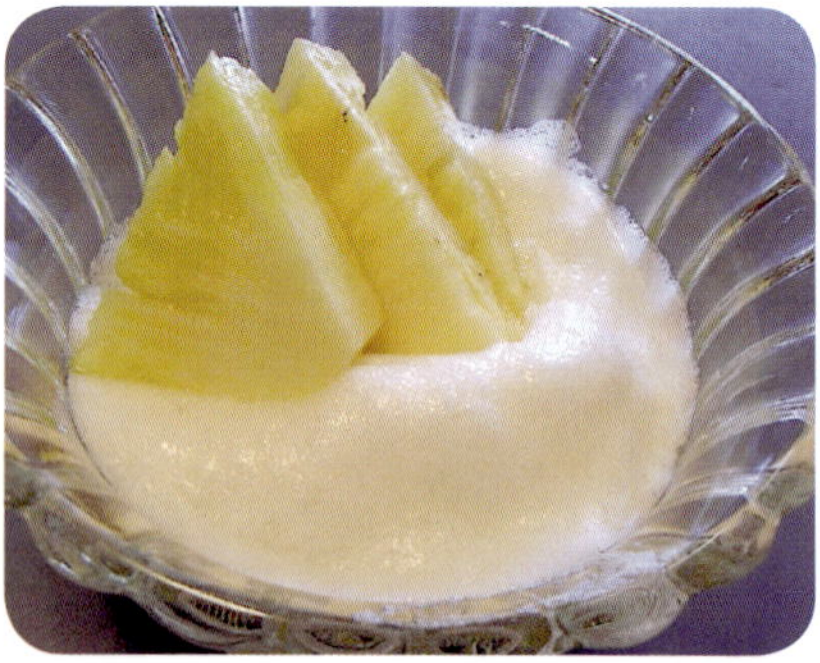

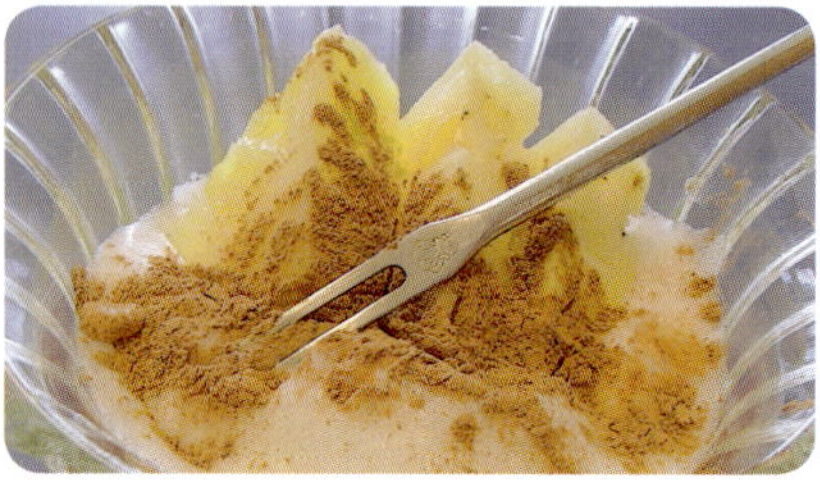

①新鮮な卵白2個分、砂糖6ぐらむ（コーヒーショップのスティックシュガー1本分）を白くなるまで泡立てます。このメレンゲは、数日なら冷蔵庫保存で日持ちがしますが、その場で食すのがベストでしょう

②器に入ったカットパインにふんわりと盛りつけます

③シナモンパウダーあるいはチョコレートソースなどを、気持ちふりかけます

【ホットパインとチョコレート】

このメニューは、パイナップルダイエットの変化球として、ときどき自分へのご褒美として試してみてください。

パイナップルとチョコレートの相性は抜群で、その証拠にこの組み合わせのお菓子のレシピが巷には数多くあります。

①電子レンジでパイナップルを温めます→少し熱い程度（60℃が目安）に加熱します

②そこへ、板チョコレートを下ろし器で少量削り落とします。写真のようにケーキなどのデコレート用の粒状のチョコを使用してもかまいません

③チョコレートがわずか溶けるところが美味なんですが、温度を上げすぎるとパイナップルの水分が出てしまいます。何度かトライして最適の溶け具合を見つけてくださいね！

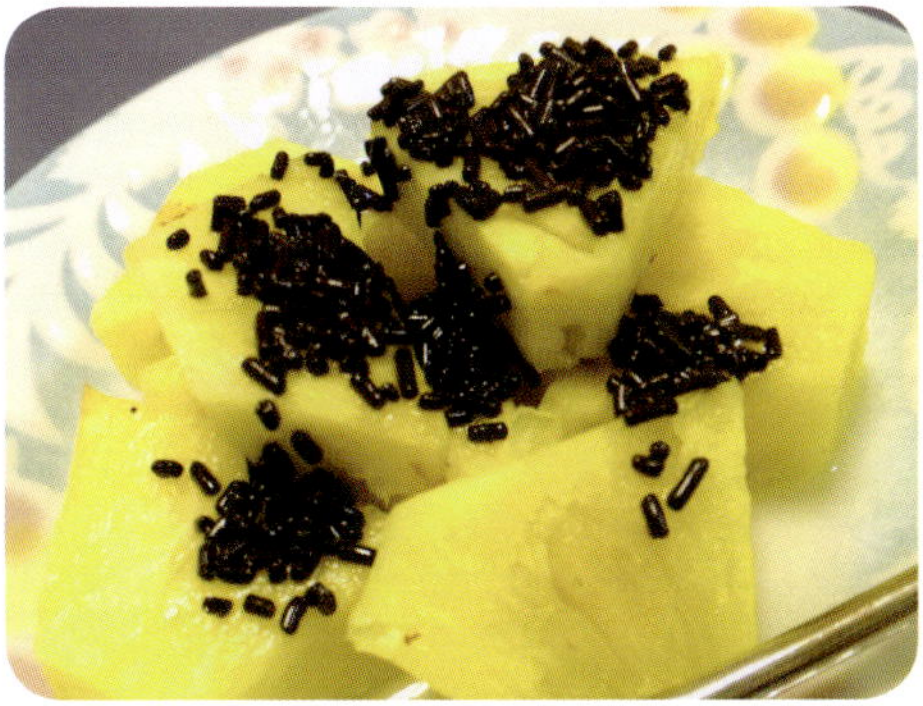

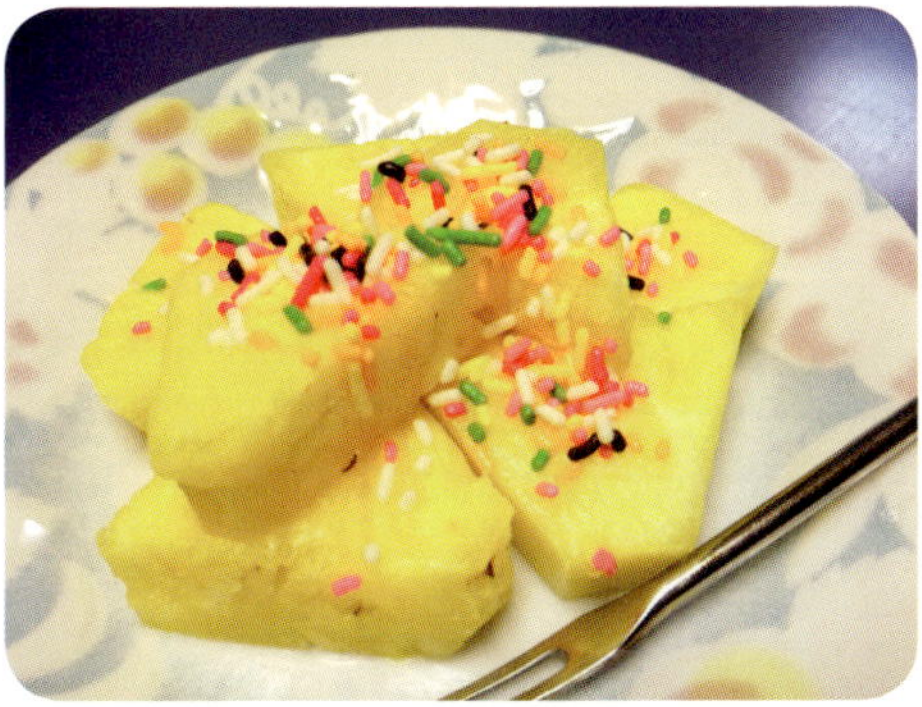

ランチに効果的にパイナップルを採用

「ランチにパイナップルを採用する」。弁当男子・女子なら無難なところでしょうが、外食主体のサラリーマン・ウーマンにはなかなかむずかしいイメージがあります。でも、カットしたパイナップルを持参すれば、それほど困難なことではありません。カット済みとはいえ、そもそもパイナップルは腐敗に対して強いですから、朝持ち出して・昼食するのであれば、食中毒の心配はあまりありません。

液体分が少し流出しますから、タッパーウェアーのような密封性の高い容器に入れて持参すればよいでしょう。それを、既成の食品と組み合わせるのです。

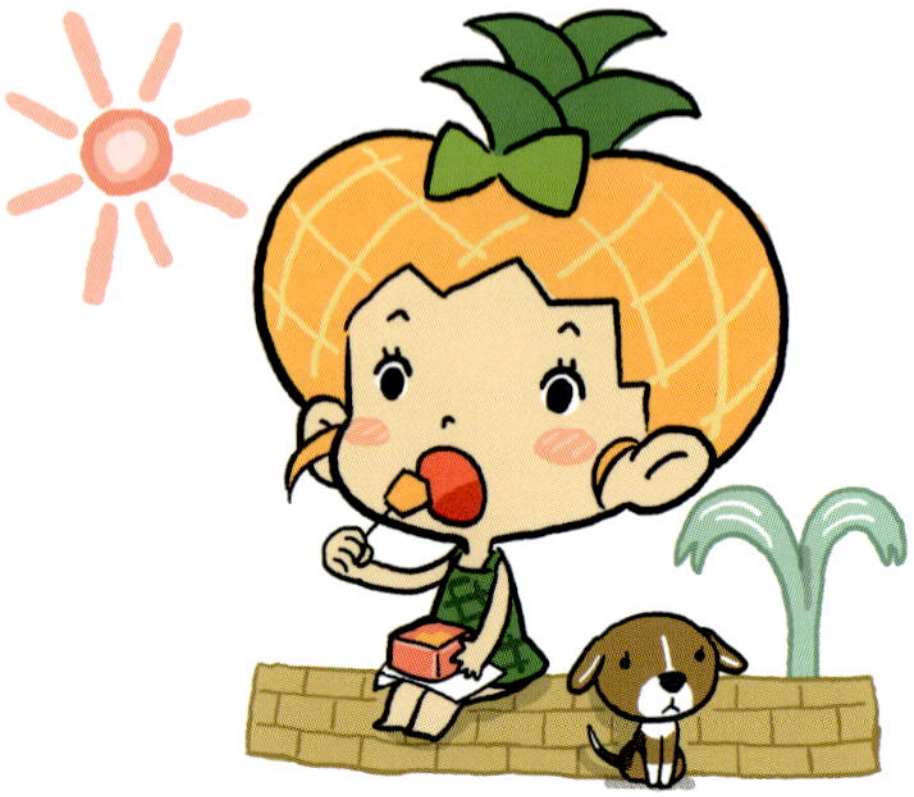

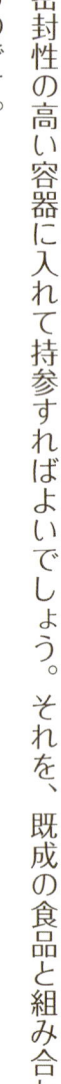

薄く切って持参

比較的薄く、厚さ5〜7ミリ程度に切って持って行けば、昼食時の汎用性は格段に高くなります。

ハンバーガー、ホットドッグと相性GOOD

そもそも高級なトマトケチャップにはパイナップルの果汁が入っているくらいですから、パイナップルとトマトケチャップは非常に高い相性を示します。ですから、ホットドッグやハンバーガーに薄く切ったパイナップルを入れると、1ランク上の味になっておいしくいただけますし、おなかにもたまります。小さなハンバーガーには、たっぷりと4~5枚挟むといいでしょう。

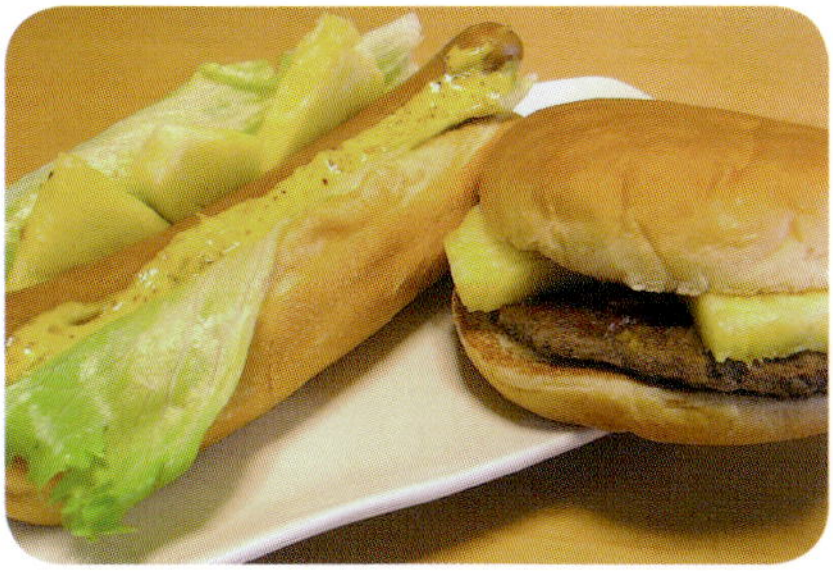

サラダにのせる

ありきたりの手法ですが、サラダとは無論好相性です。

カレーライス、カレーヌードルと

カレーとの相性も非常にGOOD。麺やライス類の温度は少し低下してしまいますが、パイナップルを数切れ入れるとおいしくなります。その延長線上で、残ったパイナップルそのものをデザートとしていただきます。

トマトソース、ミートソース・パスタと

カレーと同様、トマト系パスタとの相性も当然いいです。カレーと同じようにいただきます。

夕食用のレシピあれこれ

パイナップルを夕食にも採り入れる、これももちろん可能です。パイナップルは西洋料理の前菜やメインに使われるなど、その応用範囲は結構広いもの。

ただし、ダイエットの大敵＝油脂分が少ない一品となると、それはやはり前菜、デザートということになります。

【オイルサーディンかツナのパイナップルのせ】

オイルサーディンは結構なエネルギーなのですが、油を切ればそのもの自体のエネルギーはそれ程でもありません。ツナも同様です（ノンオイルツナは、あまりおいしくないので、ここでは使いません）。これらは、パイナップルとの相性がよく、恰好の前菜として機能します。

①薄く切ったパイナップルの上に、オイル・サーディン（またはツナ＝写真）を適量のせる

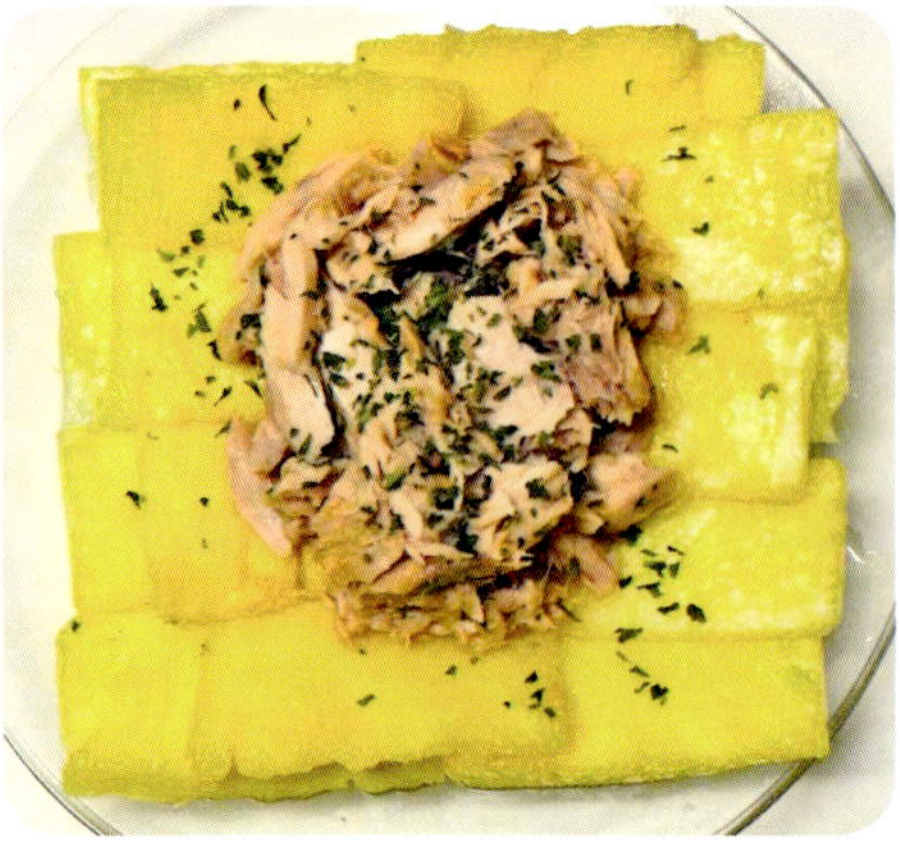

②イタリアン・パセリなどの葉を少量あしらう

【ハムのパイナップル巻き】

西洋料理の前菜に、メロンやパイナップルを生ハムで巻いた料理があります。適度な甘み・酸味・コクが生ハムの風味と塩分と見事に調和、とくにワインに好適な前菜になります。日本人には塩分が強すぎると思われる生ハムが苦手な場合は、普通のロースハムやボンレスハムでもおいしくいただけます。ただしハムは、まあまあ良質なものを選択しましょう。油脂分を練り込んだソーセージに比べれば、ハムの方がまだ低エネルギーです。

①パイナップルをハムで巻く
②レタスなどの葉やハーブなどを巻いてもおいしい

生ハムメロンはあまりにも有名ですが、この生ハムパインも味としては劣ることはありません。リッチなディナーのお供として採用してみてくださいネ。

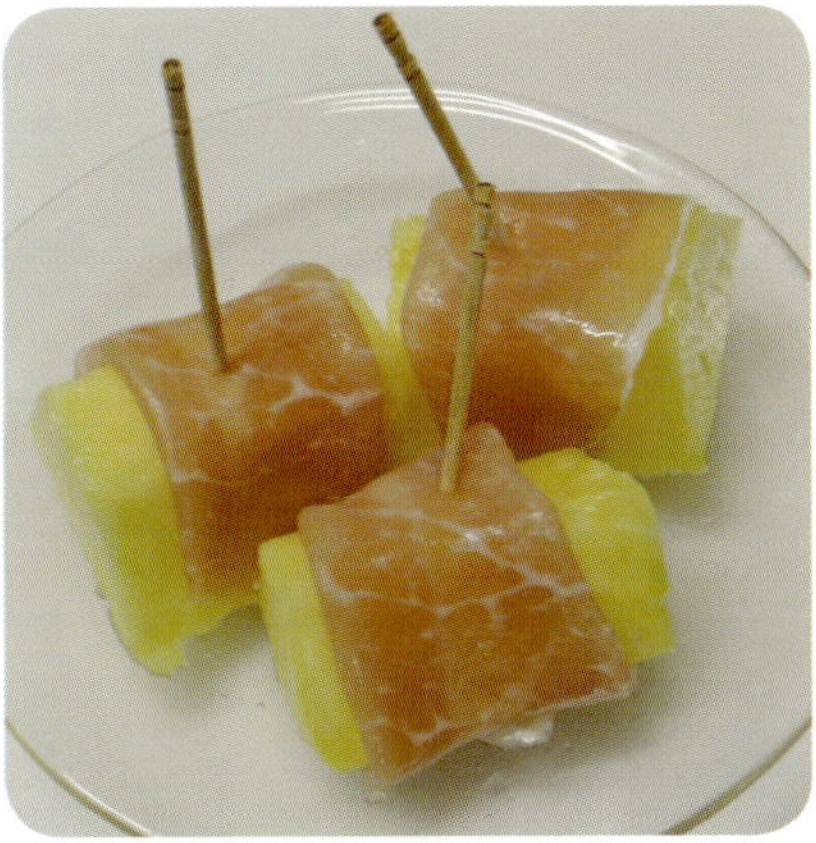

【スモークチキンとパイナップルのレタス巻き】

既成のスモークチキンを使います。その際のポイントは、❶良質のチキンを選ぶこと、❷モモ肉より低エネルギーのブレスト（胸肉）部分を選ぶこと、❸皮を除去すること（皮は高エネルギーです）、の3つです。これをパイナップルと一緒にレタスで巻けば、立派な前菜になります。

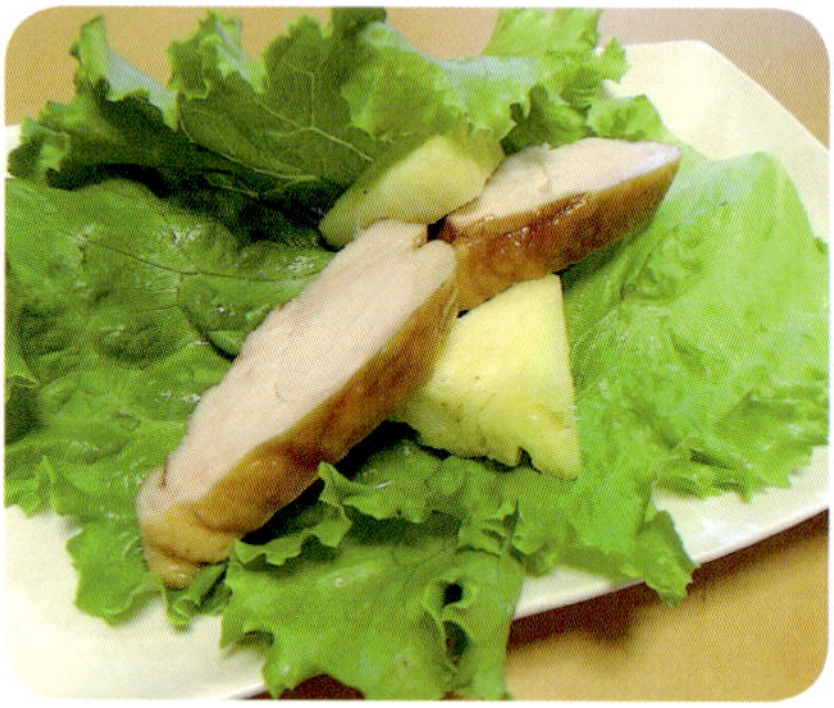

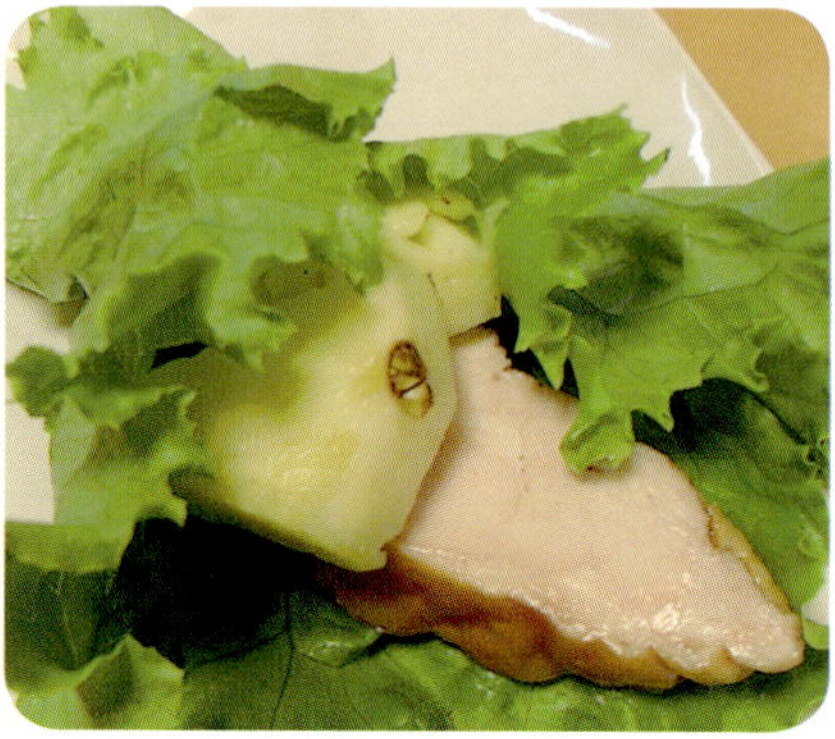

①レタスの葉を必要なだけむしり、水洗いし水分をよく切る
②スモークチキンを食べやすい大きさに切る
③パイナップルも薄切りにし、チキンといっしょにレタスで巻く

巻きながら、そのつど食べるといった感じになります。市販の真空パックしたスモークチキンはなかなかスーパーなどで見つからないのですが、気がついたら買っておいてください。かなりおいしいですよ、これ。

【パイナップルの赤ワイン漬け】

スペインに「サングリア」という、カクテルっぽい飲みものがあります。これは各種フルーツ、ジュースと赤ワインを合わせたものです。これに近いノリでつくるのがこれです。前日に仕込むと、パイナップルが美しいルビー色に染まります。前菜にもデザートにも好適です。アイスティ漬けと同様、パイナップルの甘みが溶け出したワインも、もちろんおいしいですヨ。

①カットしたパインを器に入れ、赤ワインで満たす
②冷蔵庫で寝かせる（一晩でOK!）
③きれいにワイン色に染まったパイナップルを食す

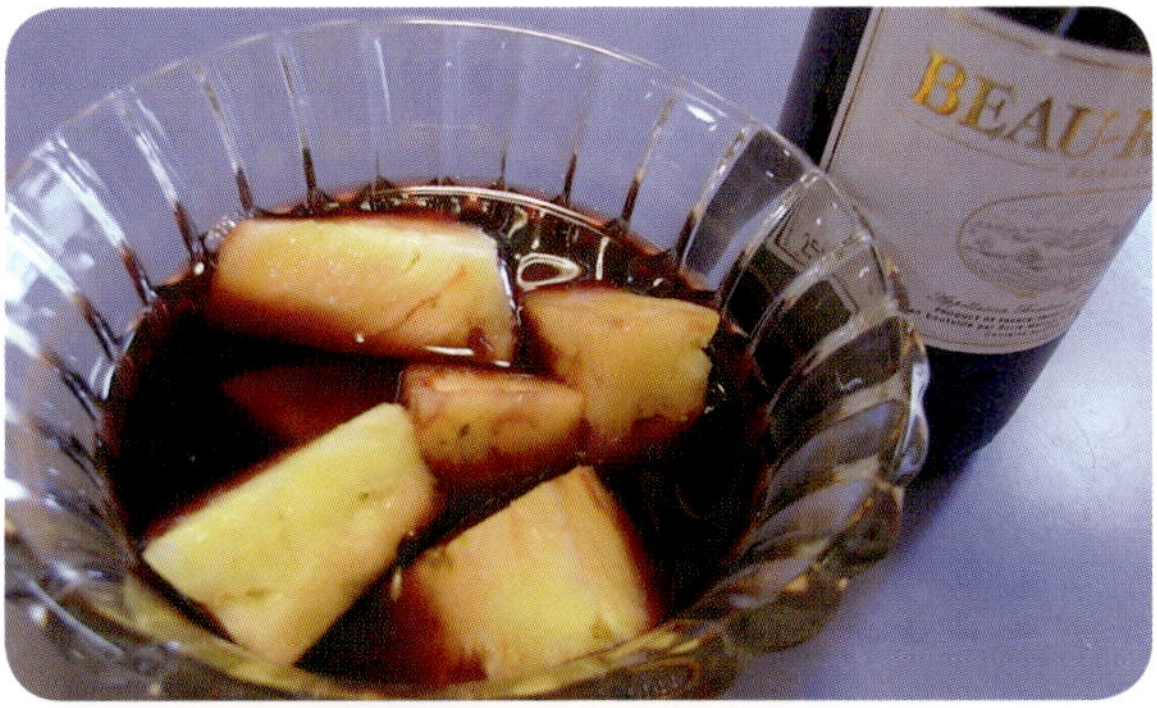

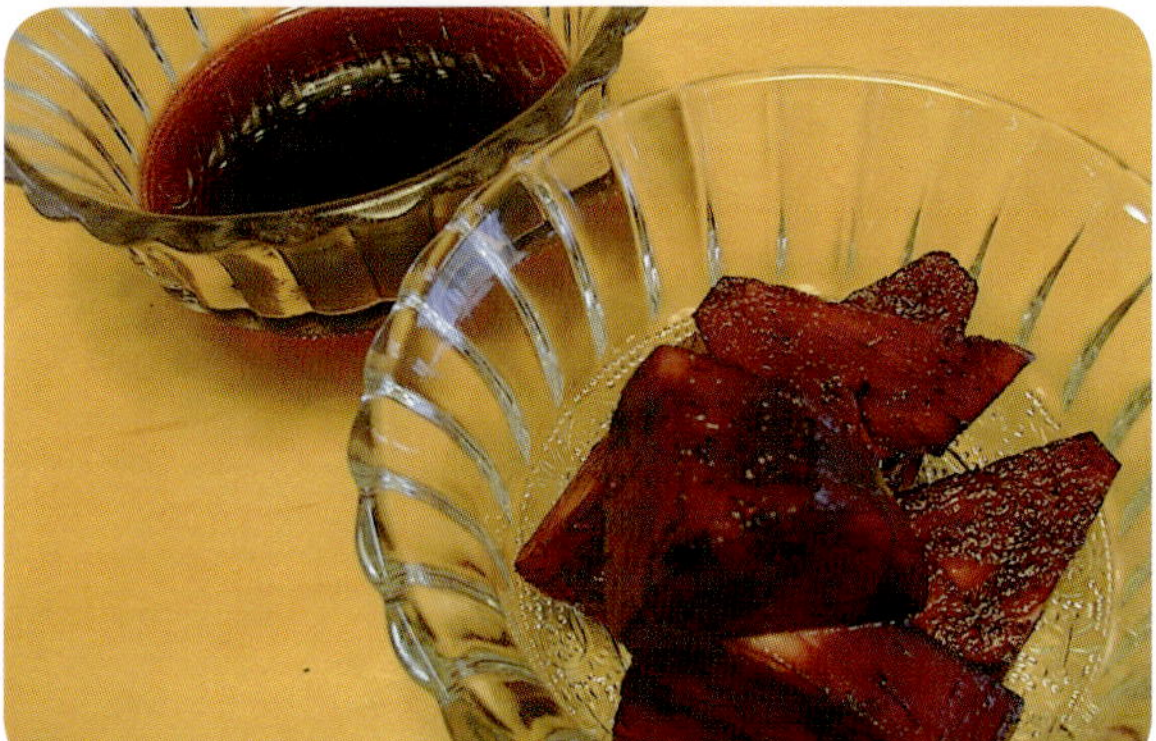

【ライブレッド、パイナップル、キャラメルソース】

よぶんな炭水化物を摂取しない、というのはダイエットの大きなテーマになります。そのなかでも「パン」は目の敵になることが多いのですが、唯一ライ麦パンは、ダイエッターの大きな味方。

ただ、ライ麦パンはパサパサとした食感といい、味気のなさといい、そそられる食材でないというのが事実です。

そこで、パイナップルとのコラボ！これが見事なハマりです。キャラメルソースはライ麦パンとの相性からのセレクトですが、好みに応じてメイプルとかハニーに変更でもかまいません。

①ライ麦パンを薄く切る（焼きを入れた方が風味が出る）

②やはり薄くカットしたパイナップルをのせる

③好みに応じてキャラメルソース、メープルなどをふりかける

写真は大きくカットしてありますが、カナッペなどのように一口サイズに作ったほうが食べやすいかもしれません。パイナップルの上にさらに他の食材をのせて、レパートリーを広げましょう。

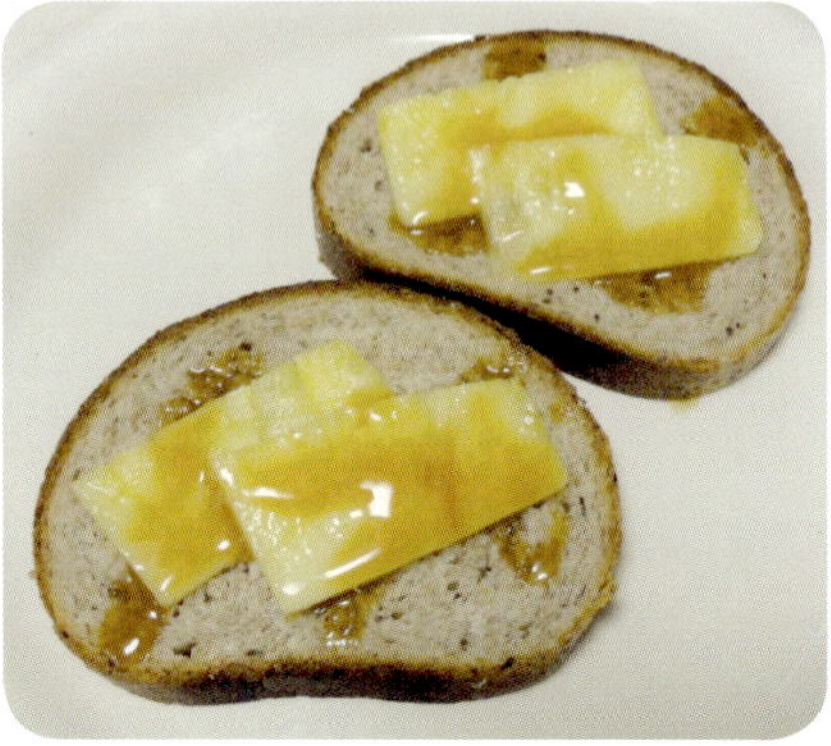

【パイナップル、カッテージチーズ、ハニー】

夕食後のデザートにも、どしどしパイナップルをあしらいましょう!

チーズのなかでも、カッテージチーズはパイナップルと相性がいいです。比較的低エネルギーなのでダイエットにも好都合!そこにハニーを少量あしらえば、立派なデザートになります。

これまでデザート的に食べていたものを、パイナップルにすべて置き換えるのは、パイナップルダイエットを成功させる有力な手段ですので、ぜひ応用してください。

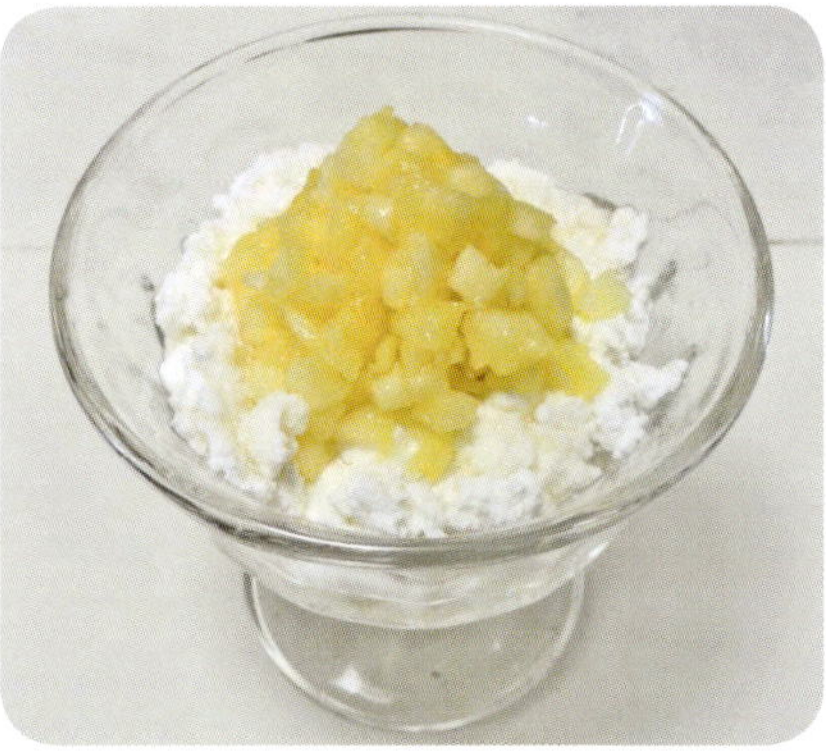

①カッテージチーズにあらみじんに切ったパイナップルをのせ、ハニーをあしらう

②混ぜて食します

Column2

ダイエット中の栄養バランスを整える健康ジュース

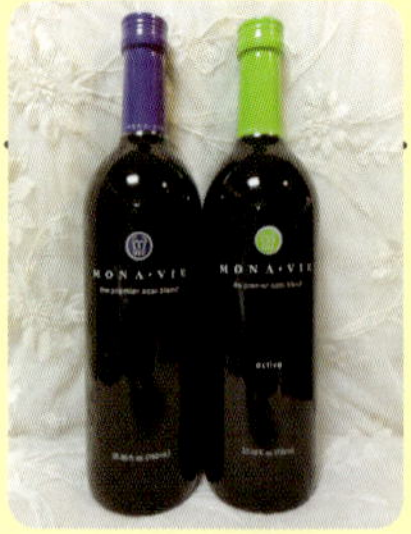

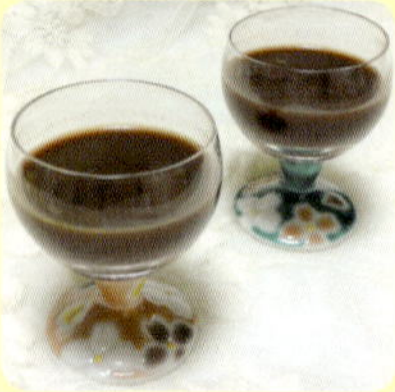

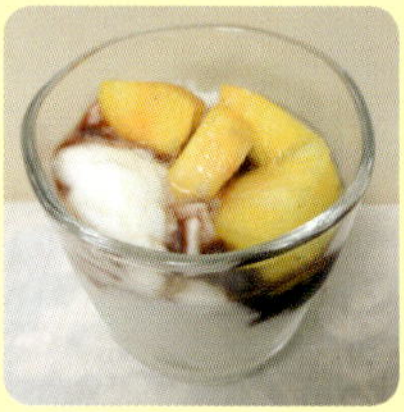

私が毎日かかさず飲んでいる、今回のパイナップルダイエットをサポートしてくれたおススメの健康ジュースをご紹介します。「天然のサプリメント」と呼ぶにふさわしい、南米の秘境アマゾンの恵みを受けて育ったヤシ科の植物の果実、アサイーベリーをベースにした健康飲料。ダイエットでかたよりがちな栄養バランスを整えてくれるすぐれものなのです。味は、ブルーベリーを濃縮したような甘みがあり、そのわりに後味がすっきりとして飲みやすいので飽きることなく続けることができます。私はこのちょっと濃い目の甘さにはまってしまい、ついつい冷蔵庫に手がのびてしまうのですが、そのまま飲むだけではもったいないので、ヨーグルトやアイスクリームにかけて食べたり、水で割ってうすめに作り朝、パイナップルと一緒に摂取しています。（果物どうしパイナップルとの相性も良いようです）基本的な飲み方は朝と夜の1日2回、60mlくらいずつをよく振ってカップに注いで飲むのが目安。1本が750mlで1カ月に4本、冷蔵庫で冷やして保管しましょう。アメリカでは、ハリウッドセレブも愛飲していて、大リーガー松坂大輔選手が所属するレッドソックスの公式飲料にもなっていたそうです。主成分をアサイーベリーに、白ブドウ、リンゴ、アセロラ、西洋なし、アロニア、ブドウ、クランベリー、パッションフルーツ、バナナ、プルーン、キウイ、ビルベリー、ブルーベリー、クプアス、カムカム、クコ、ザクロ、ライチなど18種類のフルーツがブレンドされています。さらに植物由来のグルコサミン（軟骨を形成する主要成分）とエステル脂肪酸（炎症反応を抑制し軟骨を保護する働きがあります）が含まれるジュースもあります。

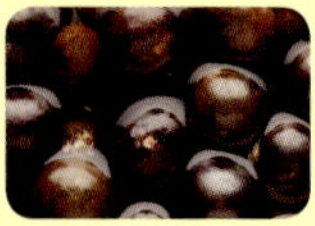

＊アサイーベリーについて：ブラジルのアサイベリーは、果物の中でも世界一バランスとれた栄養価の高い食品であると考えられています。アサイベリーはポリフェノール・アントシアニン（赤ワインの約30倍）、カルシウム、鉄（レバーの約3倍、プルーン150個分）、食物繊維（ゴボウの3倍）、アミノ酸類（身体を作るのに欠かせない栄養素）、テオブロミン、ビタミンE、必須脂肪酸（リノレン酸、オレイン酸の2種類を含む）という栄養を含む天然の果実です。

☞ http://lucha-voice.jp/（アートプランナース）

Part 3

1週間を基本に ゲーム感覚でヤセる！

ダイエットを成功させる唯一の秘訣は、長く続けられるかどうか、です。そのためにムリは禁物。少しでも自分がムリをしていると思ったら、そのダイエットは正しくありません。この章では、パイナップルを使って、ゲーム感覚で楽しくヤセる方法を知っていただくことにします。

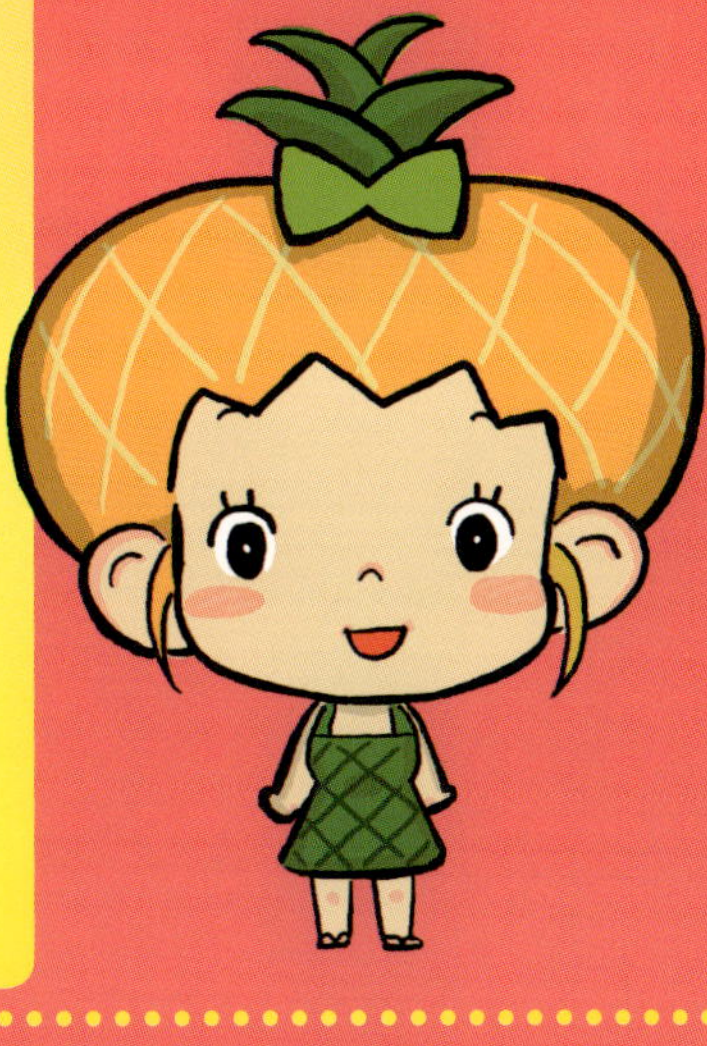

パイナップルダイエットの4大メリット

その1／多忙な人でもムリなくできる

ダイエットの最大の壁は、忙しくて食生活のことを厳密に考えていられないことです。現実に会社勤めしている人など、こういうケースは多いことでしょう。

どれほど栄養学を熟知していても、それを実践できる時間的余裕がなければ、効果はありません。

パイナップルダイエットはその点、とてもシンプル。基本は朝6～7切れを口に入れればいいだけだからです。これだけで驚くほどの効果があります。朝は冷蔵庫から取り出して食べるだけ。あとは間食用に持参していれば、おなかがちょっとすいたかな、と思ったときに取り出して何切れか食べるだけです。その際に、水とかお茶を同時に飲んだりすれば、繊維質のパイナップ

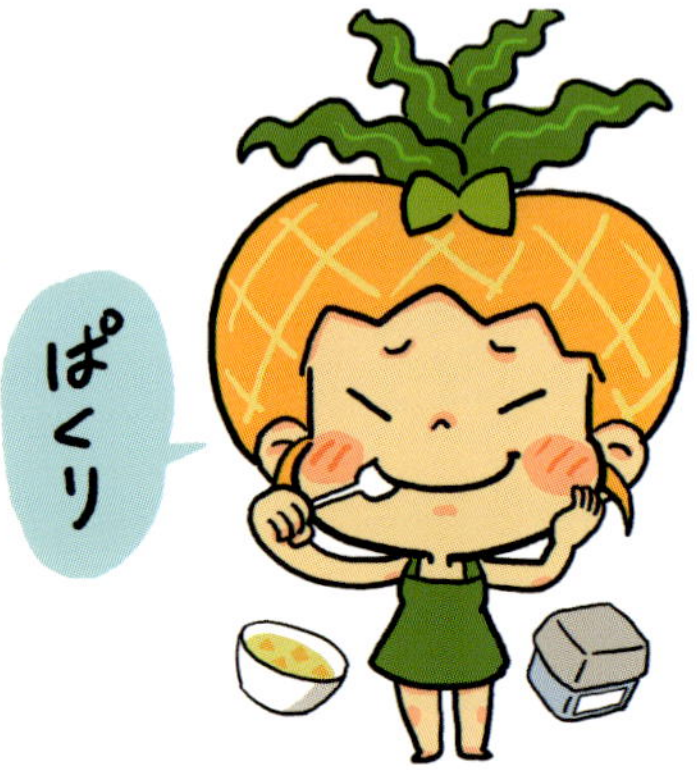

ルがホールドして、おなかのなかでふくれ、腹持ちに役立つことうけあいです。

手間は唯一、パイナップル日曜日に買ってきて切る、という点ですが、これも続けていると習慣化してしまい、自分の身体のことを考える、生活の句読点になることでしょう。この状態にもっていくことができれば、ダイエットは8割方成功したもいっしょ。

最初のうちは1個のパイナップルを切るのに10分くらいかかってしまうかもしれませんが、慣れてくると5分以内で作業を完了することができます。1週間およそ10000分のうちの5分です。たいした時間ではありませんよね。

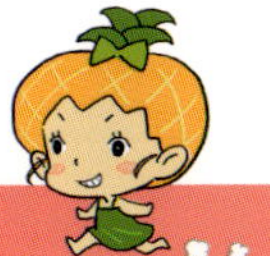

その2／お金がかからない

パイナップルは甘くて美味しいんだけど、値段が高いのでは?というイメージがあるようです。

たとえば、ドールのパイナップルの場合、スィーティオという商品で都内のスーパーで、だいたい1個300円~400円くらい。安いときは200円ちょっとで売られています。パイナップルダイエットの場合、1個で1週間分の量にしますので、1日あたりのコストに換算するとだいたい30円から40円。1か月1000円ちょっとです。

市販のゼリー商品やその他のダイエット商品、サプリなんかは1万円前後かかると思います。コスト的には10分の1くらいですね。バナナと比べたって3分の2くらいの価格です。安いんですよ、パイナップルは圧倒的に。

ただ、パイナップルの場合はカットして売られているものがけっこうありますね。これは分量で比較するとだいたい5倍くらいになります。だから自分でカットする手間がいかに大事かが、おわかりになると思います。これは、

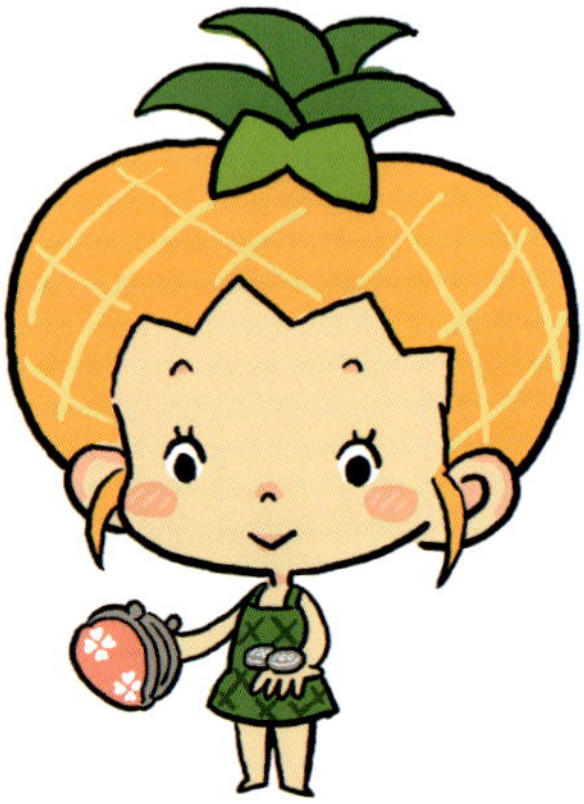

長く続けるほど歴然とした差になってきます。

それと、パイナップルは季節問わずなので、ほぼ1年中入手することができます。熱帯のフルーツならではの特性ですね。いまのところ品薄でどこに行ってもない、というようなことはありませんので、安心して続けていただきたいものです。

もうひとつ、パイナップルの日持ちの問題ですが、買ってきてすぐにカットし、冷蔵庫に入れておいてだいたい2週間くらいはもつようです。とにかく買って、すぐにカットして冷蔵庫保管。これを守ってください。とくに冷蔵保管は絶対で、そのまま室内に置いておくとけっこう足が早いです。せっかく買っておいたものがムダになってしまいますので注意してくださいネ。

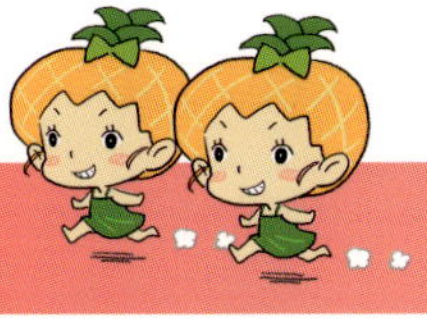

その3／少しのガマンでいい

パイナップルダイエットの最大の利点は、とにかく食べればいいというところ。従来とは逆の発想ですから、続けられない方がおかしいですよね。とにかく朝、食べればいいんですから、ガマンという表現はあてはまりませんよね。

ガマンするとしたら、いままでいろいろなデザートを、好きなように食べていたものを、当面のあいだパイナップルオンリーにするというところですね。飽きてしまうというのが怖いところ。そのへんの変化のつけ方は、ぜひＰａｒｔ２を参考にしてみてくださいね。

カットしたパイナップルは、朝食べるだけではなく、お弁当箱みたいな容器に入れて持ち歩き、小腹がすいたときに2、3切れ口にするといいと思います。1日のコストを少し上回ることになるかもしれませんが、他のデザートを口にするよりかははるかにマシ。とにかく少量でも、それなりの満足感が得られるのがパイナップル。その特性を最大限に利用して、賢くやせてほしいのです。

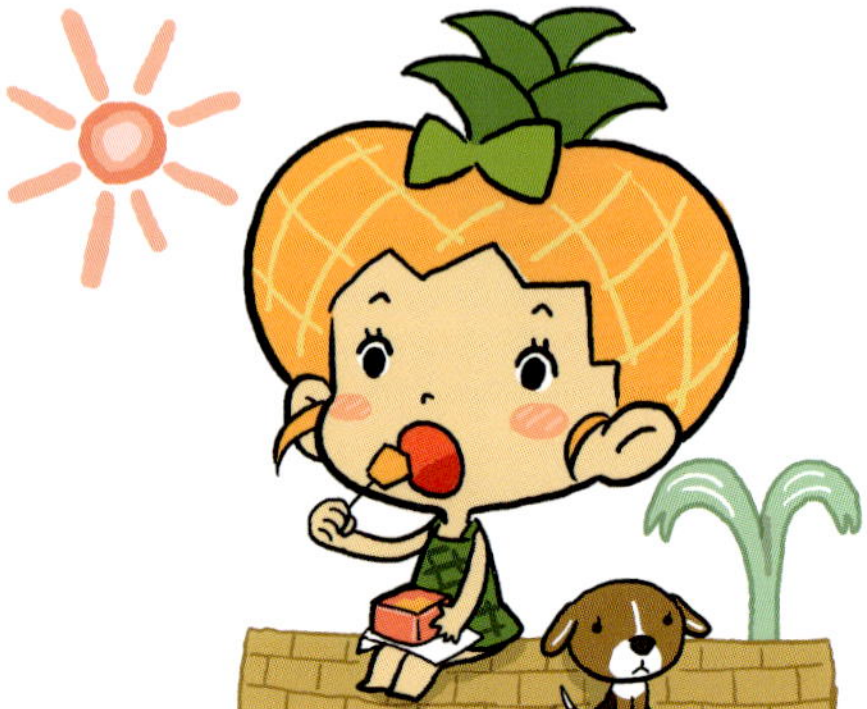

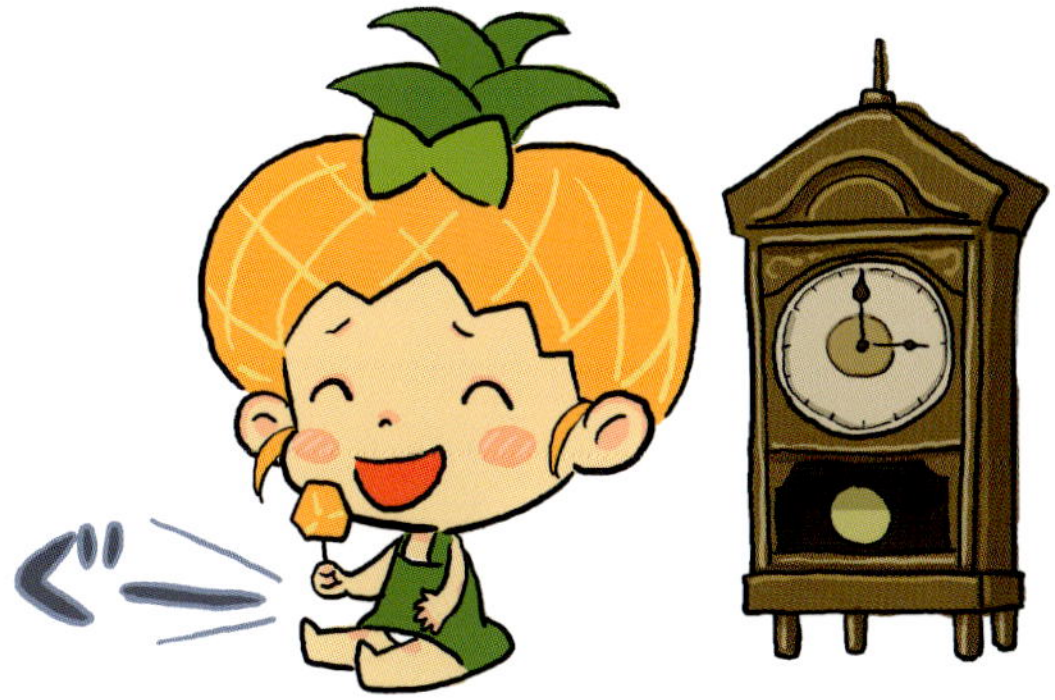

パイナップルはフルーツのなかで、もっとも甘いもののひとつですが、同時に酸味もあります。酸味が得意じゃない人もけっこういると思いますが、これもガマンといえばガマンですね。

さて、甘くて濃厚でおいしいパイナップルですが、唯一注意するとすれば、一度に食べ過ぎないようにしてほしいということ。適量の果糖は食欲抑制になり効果的だというのはこの本のテーマでもありますが、おいしいからといって、たとえば生のパイナップル1個をイッキに食べてしまうと、やはり脂肪の蓄えに回ってしまいます。

パイナップルダイエット中はパイナップルはフルーツではなく「サプリ」のような感覚でとらえていてください。コスト的にも1日1個ではちょっと問題アリ、ですよね。

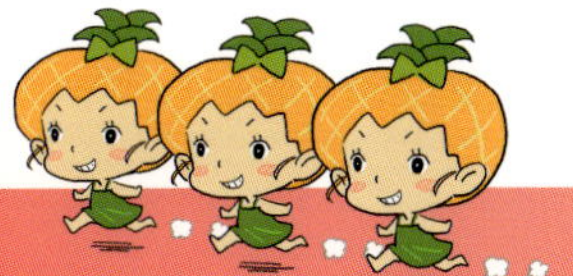

その4／健康管理に抜群の効果

パイナップルは、フルーツのなかでショ糖が多い＝血糖値を上げやすい食べものだということを、覚えておいてください。本によってはそうした特性をもっていることから、食べないで欲しいと書いてあるものさえあるようですが、血糖値が上がるということは、逆に言うと「早く満腹感を得られる」ということなのです。この特長を賢く利用しようというのが、パイナップルダイエットの要点のひとつです。

また、太りやすい体質の人の傾向として、よく朝食を抜く人がいます。ダイエットによらず、健康管理の原則として「3食食べる」「均等に食べる」ということがあげられます。パイナップルを朝食べることによって、そうした食事のパターンに近づけましょう、ということもあるのです。

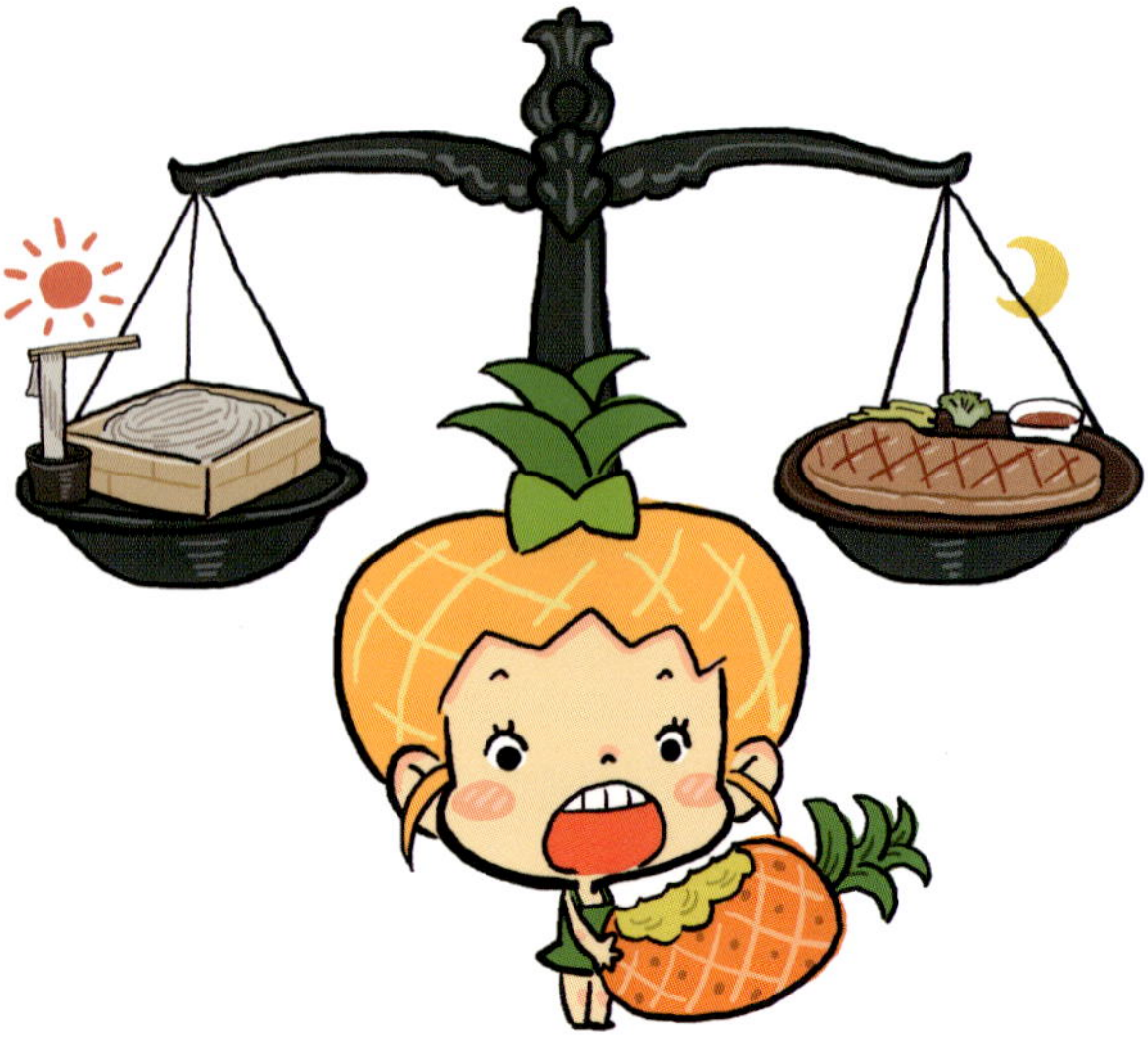

たとえば病院に入院すると、病気や症状によって異なりますがその食事は、

成人男性で1回500〜700キロカロリー×3で提供されます（女性はこの9掛けくらいでしょうか）。

入院していれば治療と心得ていますから、必然的にこうした食事の摂取になるわけですが、ふだんのわたしたちには、これがなかなか困難な話。たいがいが夜、大きなエネルギーを摂取し、しかも夜食をとったりして崩壊しちゃってます。夜食をしているんだから、朝食べられないのも道理ですよね。

パイナップルを朝、強制的にでも食べるということは、のちのちの食事のコントロールにつながっていきます。つまりある食事で過・拒食をしてしまうというリスクを、回避できる可能性が高まる合理的な方法なのです。

ダイエットを考えることは、同時に人間にとって規則的な食生活を実現しようとすることとイコールだということを、頭にたたきこんでください。

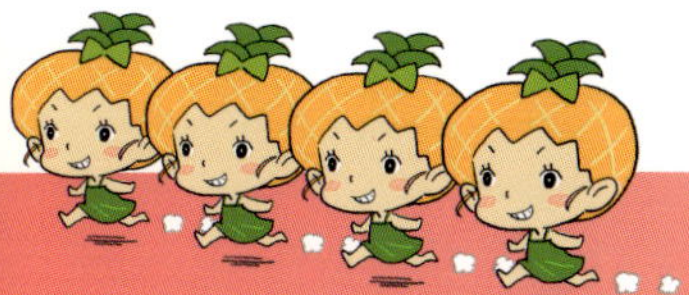

日曜日はカットパイン・デイに！

パイナップルダイエットで唯一難点なのは、パイナップルをカットする手間が必要だということ。もちろん、スーパーではカットされた生のパイナップルも必ず売っています。これらを使ってももちろん０Ｋなんですが、価格的ににコストが跳ね上がってしまうのは前に書いたとおりです。具体的には店にもよりますが、３００円前後で10～12切れ程度のものが多いようですが、これはまるごと1個が買える値段です。

長く続けていくことを考えるなら、ここはやはりパイナップルを切る習慣を身につけてしまった方が得策。やり方は巻頭（2ページ）にあるとおりです。

パイナップルは冷蔵保存しても、だいたい風味を保っていられるのは2週間くらいです。ですからこの期間以上の「切りため」が残念ながら効きませ

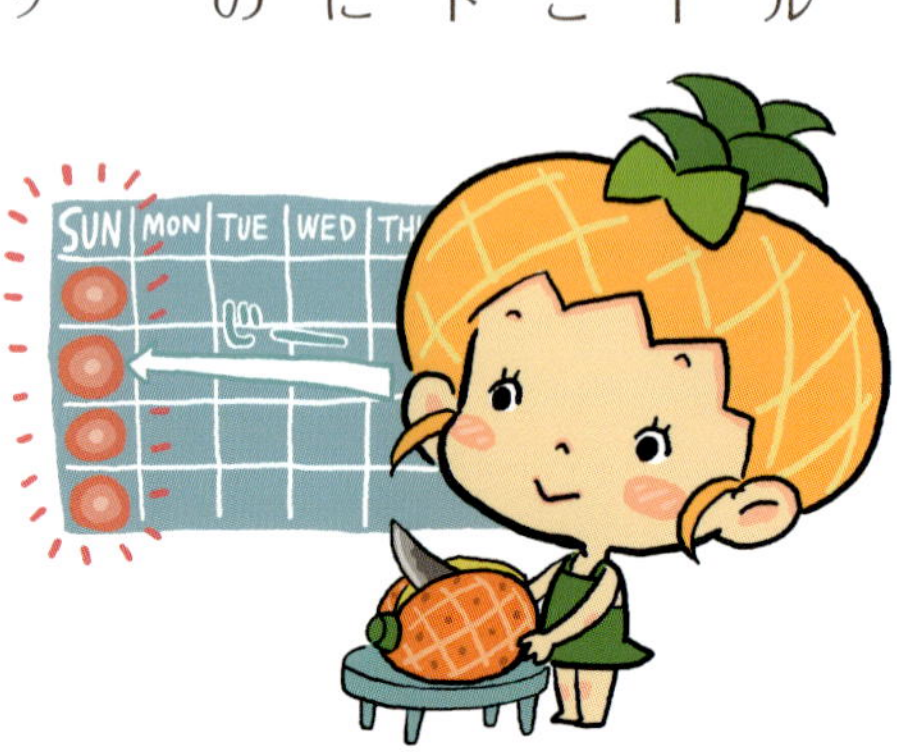

ん。一週間という長さが、パイナップルダイエットに関してはベストなのです。ですのでここは日曜日の夕食の前後を、カットパインのタイミングとして決め込んでみることをおすすめします。

パイナップルのカットについての注意点ですが、事前にまず手をよく洗うこと、これは当然ですね。それと、パイナップルはカットしてみると、意外にヌルヌルしています。包丁をすべらして指を切ったりしないように十分に注意してください。

ふだん料理をしない、包丁を持つ機会のない人なら、ちょうどいいキッカケになります。食べ物に関心を持ち、自分で自分の食事を準備してみることは、ダイエットに限らず長い人生で、男女を問わずまちがいなくプラスになる行為。がんばってみてください。

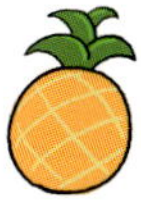

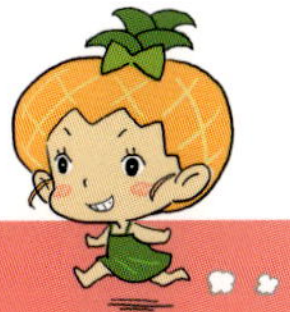

体重や体脂肪率も日曜日にはかる

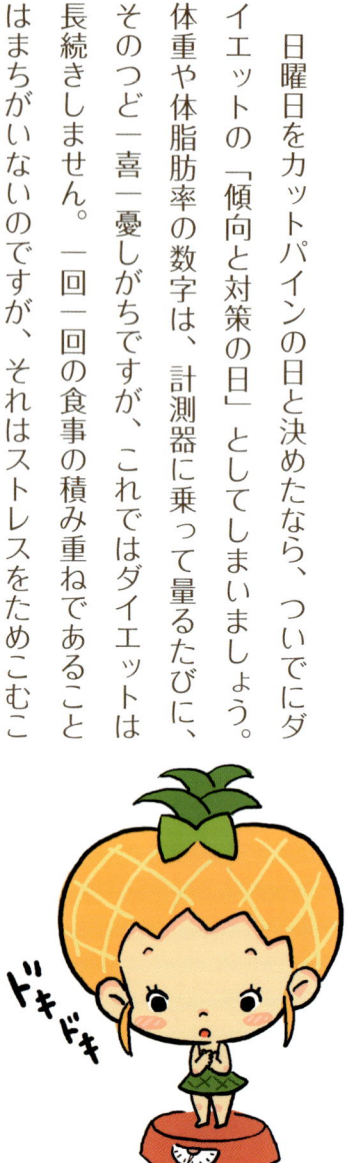

日曜日をカットパインの日と決めたなら、ついでにダイエットの「傾向と対策の日」としてしまいましょう。体重や体脂肪率の数字は、計測器に乗って量るたびに、そのつど一喜一憂しがちですが、これではダイエットは長続きしません。一回一回の食事の積み重ねであることはまちがいないのですが、それはストレスをためこむことにつながり、結果的にヤケ食いしたりとか、反動がでてしまうからです。

ゲーム感覚で、楽しみながらダイエットを達成するためには、数字の確認は、1週間ごとにするべきです。そうすることによって客観的に、自分のダイエットの進み具合を把握することができます。

たとえば、3か月で15キロを目標におくとします（理想は3ヶ月で現体重の5～10％減量）。単純計算ですがそうすると、1週間の目標値はだいたい1

キロ減量ということになりますよね。これを達成してるかどうかを確認するのが日曜日。達成していればそのまま継続ですし、達成されていなければ、なにがいけなかったのかを考え、対策を心に刻むのが、やはり日曜日なのです。

日曜日をチェックの日とする理由は、平日は仕事でも勉強でも、本来自分が社会でやらねばならないことに集中する必要があるので、いきおい自分の体調管理に目が行きとどかなくなりがちだからです。

日曜日は本来の自分、本当の自分に立ち返る日。ゆったりとした気持ちで、現在の自分を見直し、あすの目標に進んでいってください。大事なのはゲーム感覚。当事者なんだけど、どこか客観的に「オーバーウエイトな自分」を楽しむ感覚があると、ダイエットは楽しく続けられます。

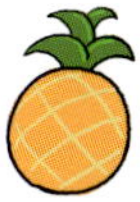

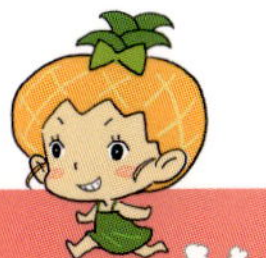

食べたものは毎日記録する

　ブログが大流行りな昨今、日記をつけている人は多いと思います。日記は基本的に自分だけが見るものですが、ブログは第三者の目をある程度意識して書きつづるもの。これがダイエットを成功させようという人にとって、有利にはたらく要素になります。理由は、このことがダイエットの大きな動機付けになるからです。ぜひここに、日々、なにを食べてきたかを記録していくことを、おすすめします。日々誰と会い、何を話したかも大事なことですが、自分がなにを食べてきたかということも、それに劣らず将来のあなた自身にとって重要な情報になります。

　で、不思議なことに、何を食べたかを記録していくだけで、じつはダイエットになるのです。書き記すということは、無意識のなかでは行なえるものではありません。そこには明確に、自分の意識が働いています。たとえば「ロールケーキ1本」と書いたとしますよね。この事実は書いただけで、「ああしまっ

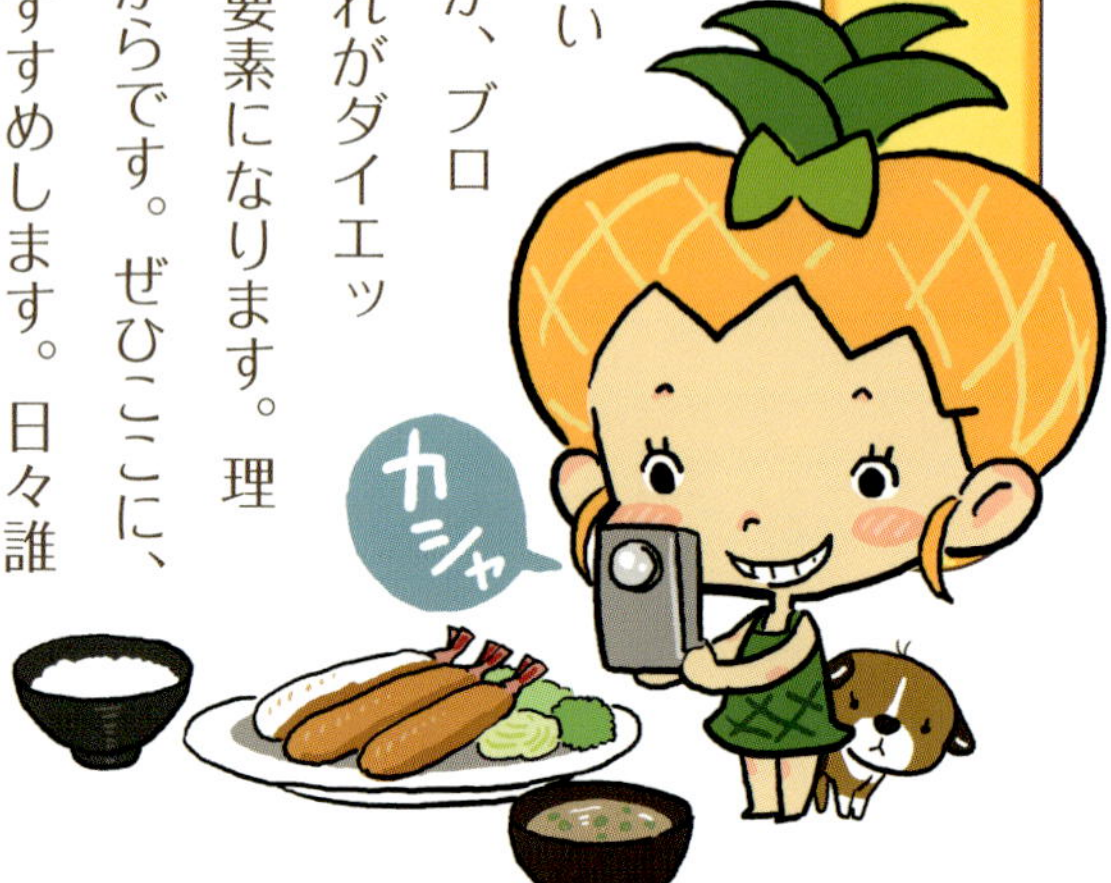

たな、まずいな」という反省が心に刻まれることとなり、これがのちのちの再発の歯止めになるというわけです。食べるな、ということではありません。食べてしまったことは事実だから仕方ないじゃないですか。でも、これを書き記さないと、またやらかしちゃうんですよ。こうしたことの積み重ねが、食べ物記録の効果というわけです。ぜひ今日から、実行してください。

それから、わかる範囲でエネルギーを併記すること。たとえば「宅配ピザMサイズ1枚」で、２０００キロカロリーを越えるものも（だいたい２５００キロカロリーくらい）あります。20歳前後の男性でもなければ、いっぺんに食べられるものではありませんが、もし食べてしまったとすれば、これは「恐怖の記録」として残ります。まさに「懺悔録」ですね。各食べ物のカロリーについては、そのテの本がたくさん出版されていますから、使いやすいものを入手してくださいね。

食べ物記録用には、専用のノートを作成してもいいですけど、日常使用している手帳等を、いままでより大きめのものに変更して、特別扱いせず記していったほうが、長続きします。もちろん、ブロガーなら、食べたものの写真を撮るなどして、楽しく実行していってください。

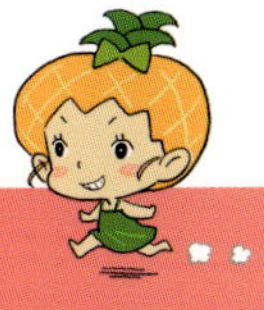

みんなが試した！パイナップルダイエット驚きの効果

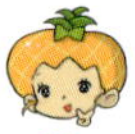

体験談1　飯島香苗（仮）28歳　アナウンサー　パイナップルダイエット歴4か月

10キロ減！

「痩せたい」とは思っていても、いつも途中で挫折してしまう私ですが、パイナップルなら大好きなので続けられると思いました。もちろんダイエットなので、我慢することもいろいろありますが、好きな食べ物でなるべく成功させたい！痩せるだけでなく、やっぱりキレイになりたいので、美容と健康という意味でもパイナップルはよさそうな気がしました。

とにかくまずはパイナップルを購入！毎朝6～7切れ普通に食べることから開始。やっぱり美味しいと、ダイエットは長続きしそうな予感です。一個から50カットほど取れるので、一週間から10日程度はパイナップル一個で済むんですね。しかも朝はこれだけで十分。もともと朝はあまり食べない体質でしたが、逆に朝食をとる生活に変わりました。これがまず美容と健康には、よい効果があるんだそうです。

実際に便通がよくなり始めたのが、1週間程度してから。しかも何となく肌の色ツヤがよくなったような・・・・?何度か挫折を経験している私にとっては、1週間程度で結果が出始めると、「続けよう!」っていう気持ちになるので手応えありですね。また夕食前にも2~3切れほど食べるだけで、お腹が少し膨れる感じ。夕食が自然に減量できる気がしました。

普通○○ダイエットというと、それしか口にしてはいけないみたいですが、私はとりあえず普段の食事を減らし、パイナップルで代用するようにしました。そのため体重の減少は緩やかですが、あまりストレスも感じません。大好きなお肉を食べてもパイナップルの酵素が、素早く分解してくれるとのこと。実際にお肉を山ほど食べることは、やはり我慢しました。ただ、「食べてもいいんだ」という、安心感がストレスを減らしたんだと思います。

今のところまだ継続中ですが1か月ほどで3キロマイナスを達成!毎日体重を量ると一喜一憂しますが、あらためて1か月振り返ってみると、「こんなに痩せたんだ」という感想です。「ダイエット」という意識をなるべく抑え、毎日の習慣のようにしてしまうと楽ですね。

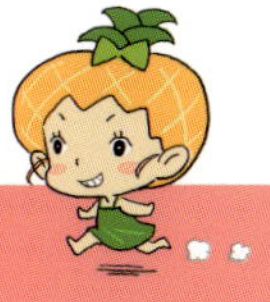

体験談2　山本ようこ　22歳　会社員　パイナップルダイエット歴6か月

15キロ減!

ダイエットをしているということを、周りには秘密にしていたので、友達といるときは普通に食べ、ひとりのときだけパイナップルダイエットに挑戦。もちろん、こんな感じで緩〜くやってたから、なかなか結果は出なかった。朝はパイナップル、昼はだいたい外食になりますが、夜は食事の誘いがなければ何も食べない。もしも我慢できないほどお腹がすいてきたら、そこでパイナップルとヨーグルトとかだけを口にします。1日の摂取カロリーを合計すると、外食が昼も夜も続く日、昼も夜も食べない日など差が出てくるようなことになり、体重の変動が激しいのは確か。それでもグラフは徐々に右下がりになり、結果的にはダイエットに成功した形です♪

夜中にお腹がすいてもパイナップルを食べることは自分に許しました。我慢して眠れないほうが、いつか大きなリバウンドになりそうだから。そして何かをつまむことから、パイナップルをおやつにすることで、段々と体全体の調子がよくなってきたのかな。パイナップルは腹持ちするので、食べた後しばらく満足感があるし、口が寂しいということもなくなります。

ただ私は面倒くさがりなので、パイナップルを買ってきて切るのが大変。でもカンヅメとかはシロップに砂糖がたくさん含まれていて、完全加熱してあり、ダイエットの意味がなくなっちゃう。なので、パイナップルジュースにつけてあるパイナップルを購入しました。生の果実を買うよりも高くなりますが、なんと言ってもジュースも果実も手軽に取れるのが一番。そのうち少しずつお弁当箱に入れて、果実を持ち歩くようにしたり、朝はジュースにしたりといろいろ取り入れ方を変えていきました。

周りから少し「きれいになったね」とか「何かすっきりしたんじゃない?」と言われるようになったのが、2か月後ぐらいから。そこではじめてパイナップルダイエットの話を明かし、今ではみんなで挑戦。いろいろ情報交換をしながら、励まし合って続けてます。自分が始めたことなので、結果的になかなかやめることが出来ず、かえってダイエットが長続きしたのも効果があった理由かもしれませんね。

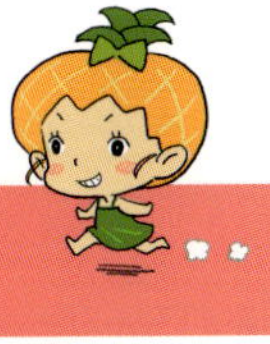

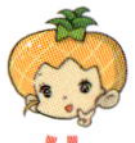

体験談3　鈴木佐登美 19歳 大学生 パイナップルダイエット歴**1年1か月**

8キロ減!

パイナップルだけをとにかく食べ続けるダイエットに挑戦。多分バナナやリンゴダイエットも同じことなんだろうけど、
一番好きなパイナップルがいいなと思ったのではじめた。パイナップルを1個まるまる食べて400キロカロリーぐらいにしかならないみたいです。もちろん1個など食べきれないので、自然にカロリーも減らすことに。そしてそれ以外ではお水や牛乳などの水分をたくさんとって、カラダの中でパイナップルをふやかす感じ。すると結構胃の中で膨らんで、しばらく何も食べたくない感じ。2週間ほどであっという間に4キロ減!こんなに即効性のあるダイエットははじめて。しかも2週間続いたので、「私ってエライ!」と思ってしまった。自分に自信がつい感じ!
無理にパイナップルだけを食べてきたわけではないし、ここまでは飽きずに実行。便秘になることもないし、肌もツヤツヤしてきた気がする。問題はここから。体重がガクンと減ってしまうと、そこからしばらく停滞したり、ちょっとのことで戻りやすくなりそう。「簡単だな～」と安心して、また普段の食生活に戻れば、絶対リバウンドすると思う。だからパイナップルは食べ続けるけど、それ以外にもお肉やお魚など、いろいろ種類の栄養を、少しずつ食べるようにした。

そこからまた少し体重は戻ったけど、そのぶん意識して運動。といっても歩く道のりを増やす程度。まったく運動をしない私には、これだけでも十分効果大だった。最初に4キロ痩せたというのがあるので、何かあればまたパイナップルだけに戻せばいい、という気持ちが長続きさせたのかな。今では大体どれだけ食べると、どれぐらい体重の増減があるかわかってきた。またカラダが欲しがっているものを、与えて上げることで、効果的に栄養を取ってる気がする。それも最初パイナップルだけに集中して、食生活をカラダ自身が勝手に見直したからだと思う。

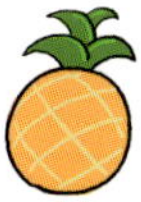

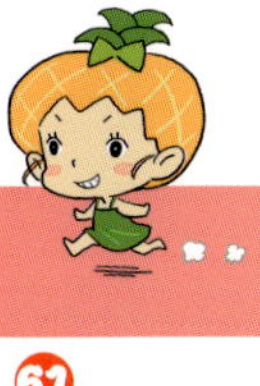

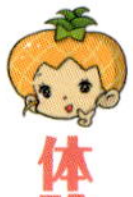

体験談4　中島千佳　32歳　主婦　パイナップルダイエット歴3か月

10キロ減!

最初はパイナップルだけなんて、すぐに飽きてしまうでしょうし、続かないと思っていました。実際に満腹感を得るには時間がかかり、食べ過ぎてしまうこともあったほどです。ただしばらく続けてみると、まずお腹が張り始めました。腸が活性化されているのでしょうか。頻繁にガスが出たり、段々と便通もよくなってきたのです！ひどい便秘に悩まされていた私は、ダイエット効果よりも、まず便通がよくなったことに感激しました。そしてお通じがよくなることで、肌質も改善されていったのです。

1週間ほどでこの効果が出ましたので、もっと頑張る気になりました。体重もその頃から少しずつ落ち始め、1週間で500グラムほどの減量。1か月で約2キロの減量に成功しました。便自体の重量もあったんだと思います。それらがだんだん身体から出て行ってくれたおかげで、体重も減ったのでしょう。一番気になっていたお腹回りのお肉が、少しすっきりして来たように思えました。

このパイナップルダイエットは、ダイエットの苦労や苦痛をあまり感じません。それよりも毎日の便通がまず爽快なのです。それに人と会うたびに「若々しくなった」などと、誉められることも増えてきました。そうなれば断然、もっと綺麗になりたい意欲は高まるでしょ？「今日よりももっと明日は綺麗になっているかも！」と思うだけで、余計な間食をしなくなり、自然と油っこいものよりもミネラルの多いもの、ビタミンの多いもの、などを取りたくなっていくのです。

なかなか寝付けなかった私ですが、寝つきがよくなり、よい睡眠をとることもできるようになってきました。そうなれば目覚めはもちろんスッキリしています。頭が冴えたり、やる気が起きるのも早いので、ベッドからずっと出られないことも減りました。体重や減量のことなどすっかり忘れてしまうほど、毎日が快適でハツラツとしているのです。そしてある日体重計に乗ってみたら、なんと3か月ほどで10キロの減量に成功していました！洋服のサイズがワンランクからツーランク落ちましたし、鏡で自分をまじまじと眺めて感動したダイエットははじめてです。

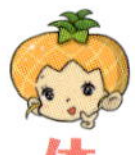

体験談5　柴田正 36歳 会社員 パイナップルダイエット歴2か月 5キロ減!

妻がパイナップルばかり食べているのをみて、初めてこういうダイエットがあることを知りました。私は半信半疑で観察しておりましたが、次第に妻の体型や外見に変化が出てきてビックリ。「お!?これは!」と思ったのが2か月ほど経ってからでしょうか。結婚する前の、あの美しい妻の姿がそこにあったのです。

もちろん実年齢は戻せませんが、結婚生活に疲れているような雰囲気が、すっかりなくなっていました。積極的に外へ出かけるようになり、洋服選びも楽しそうです。やはり妻が明るいと家庭もパッと明るくなりますからいいですね。私も帰って来るのが楽しみなったほどです。せっかくなので、私も一緒に挑戦することにしました。

付き合いや接待が多いため、やはり年齢とともにメタボなど生活習慣病などの不安も増加していました。でも妻曰く、パイナップルは、ほかの果物に比べて生活習慣病予防の効果もあるらしいとのこと。これは一石何鳥もありそうな予感です。さっそく開始しました。

やはり仕事で体力を使う分、パイナップルだけというわけにはいきません。朝食はパイナップルだけでも、昼食は職場近くで普通に済ませます。そして夕食は妻と一緒になるべくパイナップルを前菜にした食事に変更。また夜に接待などの予定がある時は、お昼をパイナップルだけにするという形で、まずカロリーを抑えました。妻がいつもパイナップルを用意してくれるので、これもまたありがたいことです。

1か月ほど続けた結果、見事に体重が3キロほど落ちました！体脂肪も3％ほどダウン。それだけでも身体が軽く感じますが、腹部の贅肉も若干減ったような気がします。顔やクビ周りの肉も落ちているので、見た目にもグンと痩せたように見えました。それが自分のモチベーションを高め、運動も加えることに。結果的に、体重の増減も含めて、さまざまな数値が健康な成人男性の領域に近づいてきました！

これはほんとうに実行してよかったダイエットだと思います。だから今でも続けています。

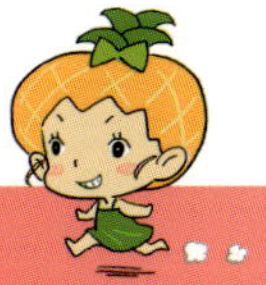

体験談6　野田美佳　24歳　会社員　パイナップルダイエット歴1か月

4キロ減!

職場の仲間はみんな痩せていてスリム。「羨ましいな～」と思いながらも、お菓子を食べる手は止まらない。体脂肪が30%という私は、もう完全に開き直って肥満をネタにしている。でもやっぱり恋だってしたいし、可愛い洋服も着たいのだ。そこで意を決してこのパイナップルダイエットなるものを、始めてみることに。とりあえず3キロマイナスを目標にしよう！それなら難しくない！と自分を励ましいざダイエットへ。

パイナップルだけというダイエットにすると、意思の弱い私は絶対失敗する。しかも集中力が切れて、途中で大食いしかねない。なので食事もするけど、パイナップルをメインに摂るというスタイルに決めた。朝起きたらまずパイナップルを5切れほど口に入れる。あらかじめひとくちサイズに切っておいたものだ。まずとってもジューシーなので、朝の渇いた喉は十分すぎるほど潤う。しかも酸味がほどよくて、目も覚めやすい。これはいい！繊維質が多いので結構噛み応えがある。これも脳の活性化には、よい働きをするそうだ。果汁の多さは空腹感も満たしてくれる。途中で「こんなことやっても意味があるのかな」と、疑うようだと挫折の危険あり。だからダイエットのために行なっていることは、全部根拠があると思ったほうがいい。自分を信じよう。

2週間ほどで2キロ落ちた！これは最初の目標3キロまでの、大きな足がかりになったと思う。でもこの後1キロがなかなか落ちない。ここで絶食などしてしまえば、当然リバウンドの危険があるのだ。だから辛抱強く、パイナップルの量だけは、少し増やしたけどそれ以外同じ食事習慣を続けた。この頃には、レストランなどで出される一食が完食しきれないほど、胃は小さくなっていたようである。なので残すのが悪いという気持ちから、さらに外食を控えることに。これが功を奏したのか4週間目にはマイナス4キロを達成！体脂肪も26％まで減り、とりあえずみんなから、「痩せたよね」と言われるようになった。

とにかくパイナップルが好きだったことと、身体によいということが目標を達成できた主な要因。もしもやらなかったら今頃は、さらにブクブクと太って卑屈な自分になっていたと思う。このダイエットで性格が明るくなれたのは、ほんとうに嬉しい。

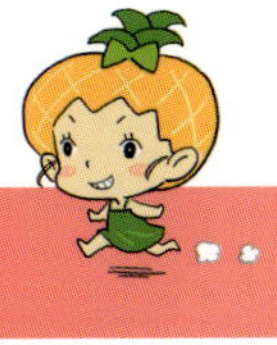

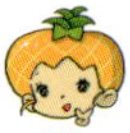

体験談7　松田昌宏　30歳　会社員　パイナップルダイエット歴2か月

8キロ減!

太っていると基本的に冷ややかな目で見られます。自己管理が出来ていないとか、だらしがないと言われることが多く、それだけでも苦痛。かといって高価なダイエット商品を購入するお金もなく、ジムに通うにはやはり自分の醜い体型が恥ずかしい。引きこもれば引きこもるほど、動かなくなり肥満は止まらないのです。

そこで知ったのが安価で効果も期待できる、パイナップルダイエットでした。単にパイナップルを買ってくるだけで、それ以上お金はかかりません。それに周囲に汗まみれの自分を見せるようなことがなく、ダイエットできるわけです。ですから思い切ってはじめてみました。

パイナップルはなるべく大きめの物を買って、最初から一口大に切り分けて置きます。そして1回分ごとにラップで包み、冷凍庫へ入れておくと保存が効くので便利です。食べる少し前に出して軽く解凍しておけば、ほどよい冷え具合で美味しいんですよね。しかも自分が意外とマメなことに気づき、切ったり包んだりしている作業が楽しい。これもダイエット維持の秘訣だったのかもしれません。

とりあえず朝からパイナップルを食べ、おやつもパイナップル、昼食や夕食にもパイナップルを食べました。運動はほんとうに苦手なので、とにかく食事制限を敢行。でもパイナップルを食べ始めてから、身体に元気がみなぎるような気がしました。外に出てみようと思ったり、いつもなら車でいくところも、散歩気分で歩いたりしました。それが楽しいと感じるのには、自分でもびっくりです。

もともと肥満体質の僕ですからお肉や油っこいものは大好き。でもパイナップルを食べているせいか、胃もたれがなくなった気がします。またご飯やパンなどの炭水化物も大好きなのですが、パイナップルを食べた後には、なぜかこれら炭水化物を口に入れる気がしません。合わないというか、果物とご飯を一緒に食べるようで、どうも気が進まなかったです。そのおかげでお肉や脂物などは摂っても、自然にご飯の量が減っていきました。思い切って始めたおかげで1か月5キロの減量に成功しました。

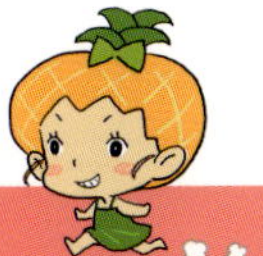

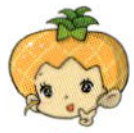

体験談8　工藤ともみ 16歳 高校生 パイナップルダイエット歴9か月

10キロ減!

甘いものがだ～い好きな私なので、ダイエットをするならフルーツダイエットがいいな～!と思ってました。最初は独学で勉強して適当に何とかしようとしたけど、結局続かなかったんです。何となくカロリーが低そうなものを市販で購入。これでは、栄養バランスはバラバラになっちゃう。かといってダイエット通販で注文すれば、私にはとても手が届かない・・・まずお金が続くわけがない!シェイクやゼリーなどの置き換えダイエットって、とても高いんですよね。ダイエット食品として美味しいけど、逆に1個や2個じゃ収まらなさそう・・・。何個も食べてしまえば、カロリーも費用もオーバーするでしょ。

ということでフルーツダイエットに決定!だってパイナップルなら1個が大きいし、日持ちも腹持ちもよさそう。よくヨーグルトと一緒になっていたり、100%のジュースでも売られているってことは、きっと身体にいいはず!ということでパイナップルに決めました。まず始めてみて思ったのは、バリエーションが豊富にあるってこと。フルーツダイエットでも、アレンジが効かないものは結果的に飽きてしまうと思うんです。それでなくても、ダイエットは「飽きる」って事との戦いって気がする。だからとにかく、いろいろ楽しめることが重要だと思うんですよね。

まずは基本的にパイナップルだけを、何切れか食べる。これだけでもしばらく続けられました。でも急にお菓子やパンなどもやめられないので、最初は普段の食事にパイナップルを加える感じ。結構お腹いっぱい！いつもよりもお菓子が食べられなくなり、自分でもびっくりです。ヨーグルトと一緒に食べると、さらに満腹感倍増！しかもお腹の調子がよく、朝からスッキリするんです。

またシリアルにパイナップルを加えて牛乳をかける。これもボリュームあり！シャキシャキとした食感が噛んでいても楽しいので、自然に噛む回数が増えてた。いろいろアレンジし過ぎて急激な体重減少はなかったけど、それがよかったかも。一か月で2キロ減っただけですが、戻りにくく、吹き出物がなくなったことも嬉しいです！

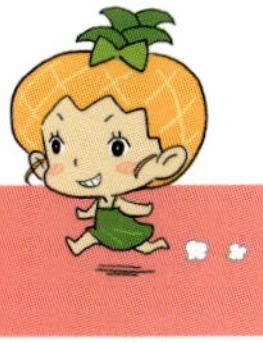

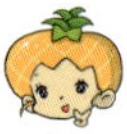

体験談9　関根真幸　44歳　会社員

パイナップルダイエット歴6か月

12キロ減!

疲れたときや甘いものを食べたくなったときに、パイナップルに変えるだけでも全然違います。身体の調子がよくなりましたし、とにかくダイエット中に苦労する飢餓感がない。果汁の量が多いので、食べる前にパイナップルを口に一切れ放り込むだけで、その後の食べられる量が驚くほど変わります。別に「無理してパイナップルで我慢しよう」という、わけではありません。ただ何となく喉が渇いたとき、といったような場合に口に入れるだけ。それでも1か月で4キロほどのダイエットに成功しました。

もちろん毎日の基礎代謝量も、僕の場合は高かったのもあったと思います。ですから少し身体を動かすとか、少し食事を控えるだけでも体重は減ったでしょう。ただそれでは集中力が切れやすかったり、疲れやすいといった反動が出てしまうことが多かったんです。でも途中でパイナップルを摂るだけでも、エネルギーは倍増。普段より精力的になれる気がしました。

バイタリティにあふれている自分を見て、自信が湧きましたし、自然に表情にも自信が表れ、同僚やライバルに差をつけるきっかけになったことも確かです。肥満や陰鬱な表情は、ますます自分を落ち込ませるだけです。簡単で、早い効果が期待できるパイナップルダイエットは、やってみて損はないと思いました。

　そのうちパイナップルのブランドなどにもこだわるようになり、果汁や酸味などの違いを知るのも楽しい。忙しくて食事などに構っていられなかった僕は、とにかくお腹が満たされれば何でもよい、という食に興味のない人間でした。でも食べることで体質が変わり、心も体も軽くなったんです。食べることが楽しいと思えたのも、パイナップルダイエットのおかげです。

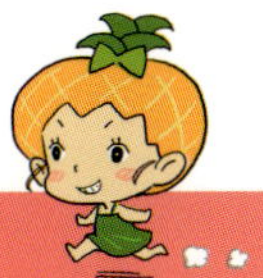

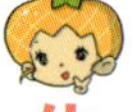

体験談10 山内あやり ラジオパーソナリティー パイナップルダイエット歴5か月

15キロ減!

私は現在、ラジオパーソナリティー、ナレーターなどの声のお仕事や講演活動を中心に、江戸商人のリーダー達の生活哲学から生まれた思いやりの心「江戸しぐさ」を伝えています。

20代のころは身長170センチ、体重は57〜58キロ。健康的なスポーツ体型を自然と保っていたことから、ダイエットに真剣に取り組もうとしたことはありませんでした。しかし、30代を過ぎたころ、ストレスと過労からホルモンバランスを崩してしまい、病院で処方された薬が体質に合わず、その薬の副作用がきっかけとなって、60キロ→70キロ台へとみるみるうちに体重が増え、一時は「FMラジオ局の周波数」なんていう冗談にもならない数値に。

それでも太っていく自分にストレスをかかえ、そのストレスを食べることで解消しようとする始末。食べてしまう自分への罪悪感とストレスのくりかえしで、気づけば、心も身体も壊していました。「もう、こうなったら、いっそデブキャラになっちゃおうか!?」と開きなおって仕事仲間や友人に言ってはみるものの、毎晩のように涙で枕をぬらす日々。

「いつかはもとの身体にもどりたい…でもどうしたらいいかわからない…」

その時はまだ、漠然とそう思うだけで、目の前にある情報をたよりに、ただひたすら続かないダイエットとリバウンドをくりかえしていました。断食、鍼治療、エステ、コロンクレンジング（宿便とり）通販で購入したマシーンなどなど…どれだけお金と労力、気持ちを注いできたでしょうか。

「ダイエットはもう趣味なので」と人には明るくふるまう半面、あれこれ考えてはチャレンジするわりに効果がなく、いつも、いつもダイエットにふり回されている自分に気づき、いっそう自信をなくしていきました。

「痩せたい気持ちの分だけ太っていく」そんなグチを言いながらも暴飲暴食が止まりませんでした。痩せた今だからわかること。

ダイエットは、付け焼刃ではダメ。本腰を入れて、真剣に自分の身体と〝心〟と向き合わなくては。ダイエットに特効薬なんてありませんからね。

江戸しぐさに、心を肥やすと書いて「お心肥やし（おしんこやし）」という言葉があるのですが、これは、頭に知識を詰めこむだけでなく、心を豊かにすることが人として優先すべきこと、という意味。そのためには、自ら手足を動かして体験し、それを日々くりかえし切磋琢磨する。そうして心を肥や

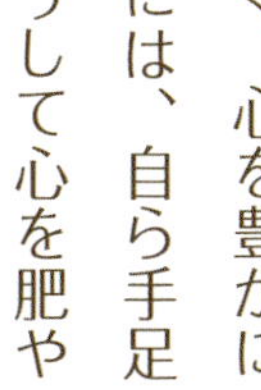

すことこそが人をつくる大切な要素のだと説かれています。まさにダイエットは「お心肥やし」。身体を散々肥やしてしまった私ですが、毎日の積み重ねでしか、結果は得られない。太ってしまったことも毎日の不節制を積み上げた結果。自分の生き方が身体に表れていたということですね。自分の生活を、人として、女性としてきちんと幸せに過ごしながら、無理なく続けられるダイエットじゃないとダメ。

そう考えるようになったときに、この本の著者である知人の石原さんから、パイナップルの効用を聞き、「これなら私でも続けられそう!」と始めてみたのです。

81ページの右写真は2010年の3月に、私の江戸しぐさセミナーがフジテレビの番組「エチカの鏡」で取り上げられ、出演したときのものです。人生史上最重量でのぞんだ撮影。「こんな時にかぎってテレビだなんて…」そもそもテレビ画面自体が横広がりに映るものとはいえ、おそるおそる放送で自分の姿を見たのですが、ガクゼン。「私、おすもうさんみたい…」覚悟はしていたものの、なさけなく、自分がかわいそうにさえ思えてきました。

ありがたく(困ったことに)その後の反響は大きく、この放送が今回のダイエットに真剣に取り組む大きな動機づけになったことはたしかです。

今出来ることから始めよう！そんな強い決意のもと、実質、放送された3月初めからスタート。最初の5キロくらいはストンと体重が落ちました。立ち上がりの集中力はどんなダイエットでも必要ですよね。まず意識を変えて食生活を見直してみました。

大人になってからというもの、朝食をとる生活をしたことがない私は、朝起きておしくパイナップルを食べるために、少しだけ早めに就寝。いつもなら深夜は、パソコンで調べものをしながらラジオの原稿を書いたり、講演の準備をしたりと、典型的な夜型生活をしているのですが、すこしだけ、仕事の手をゆるめてみたのです。食べたくなる前に寝る！を目標に実行してみると、夜更かしには付きものの甘いおやつや水分（わたしの場合、板チョコとコーヒー）の摂取量が一気に減り、睡眠時間が増えたぶん快適に朝を迎えられるようになったのです。そして、起きたらパイナップルを食べることがご褒美であり、1日のなかの最初の楽しみになっていました。

ご存じのとおり、間食しないことと早寝早起きはダイエットの基本ですが、こんな当たり前のことをきちんと、まじめにやってみたのです。そして、パ

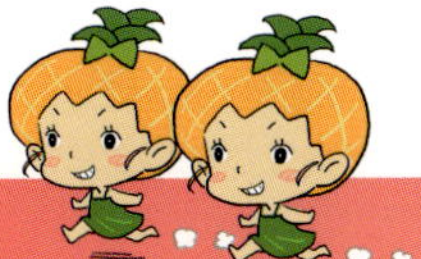

イナップルはいつも冷蔵庫のなかにカットされた状態で入っていること。これが私にとってとても大事なポイントなんです。

おばあちゃん子で甘やかされ、愛情たっぷりに育った私は、子供のころから毎日ひとつ、ケーキを食べることが習慣でした。大人になった今でもこのクセは変わらず、生クリームいっぱいのケーキやチョコバナナパフェ、クレープ、アイスクリームなど、とにかく甘いものが手放せない生活。「今日はおやつ何食べよう?」と、もう大人なのに、毎日当たり前のようにおやつを食べていました。

パイナップルを始めるまでは、夜は仕事帰りにコンビニに寄り、「たとえ今おなかがすいてなくても、あとで食べたくなるかもしれないから」という理由で、保険のようにおやつを購入。部屋にストックしては食べていました。しかし、始めてまもなく「家に帰ればパイナップルがあるから、いざとなったらこれをつまもう!」と、買い物を思いとどまるようになったのです。〝パイナップルはいつもある〟、この安心感が成功の支えでした。

実際、夜たいしておなかが減っているわけでもないのに何か食べたい気分になったり、なんとなく口さみしいというとき、冷蔵庫から3切れ、いや2

切れも口に入れれば、その甘みにホッとして、案外満足するんですよね。そして、さほど欲しいわけじゃなかったんだと気づく。「食欲って精神的な要素が強いのかも」と、冷静に自分を見つめ直せる瞬間が来るんです。

でも〝食べたくなったらちょっと食べる〟。それが昼間じゃなかったとしても、時にはゆるしてあげよう。こんな私流のルールのもと、冷蔵庫の中のカットしたパインはいつしかダイエットの「お守り」に。山内家ではラーメンのどんぶりいっぱいにパイナップル1個分の量をカットして入れ、いつも冷やしてスタンバイしています。

さて、私の経験から、どんなダイエットでも停滞期はおとずれると感じていますが、そこであきらめてしまってリバウンドするパターンは多いですよね。でもパイナップルダイエットはここからが凄いんです。素材がシンプルだから、食べ方を工夫するだけで飽きずに食べ続けることが出来るのです。

この原稿を書いている6月中旬の現在の私は、現体重（kg）÷身長（m）の2乗（1・7×1・7＝2・89）＝22まであと少しといった状況。BMI値22というのは、病気になりにくい理想的な数値なのだそうです。

パイナップル＋αの要素、これが効いているのだと思います。具体的な方

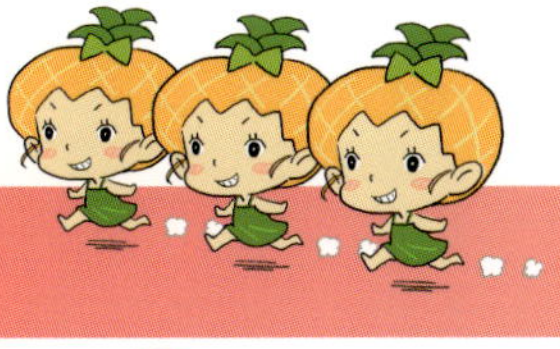

法は、私の場合、パイナップルと豆乳（無調整）を一緒にとること。これは私が通っている、ロミロミ（ハワイの伝統的なマッサージ）セラピストの方からアドバイスを受けて実行してみたのですが、この相乗効果は抜群です。便通がスムーズになり、胃腸の調子が整ったせいか、肌がつるつるになってきたのです。ロミロミマッサージのデトックス効果にも助けられ、無事にプチ停滞期を越えるとさらに体重が減り始めました。気づけば体脂肪率も激減していたのです。結果が数字で表れるのはとても励みになりますよね。

それからというもの、パイナップルを食べる量が少しずつ増え、小さな容器に入れたカットパインをいつも持ち歩くようになり、おなかがすかないように（血糖値を一定に保つため）食事の前や間食の代わりに、と2〜3切れずつつまんでいました。他にも、夕食時に料理に取り入れたり、また、切り落とした長い芯の部分を刷毛のようにして顔にぬり、パックとしても無駄なく利用。（これは自己流ですが）ダイエットでかさかさになりがちなお肌のうるおいとつやをキープ。パイナップルはまさに万能の兵器。大活躍です。

自分らしさを取り戻したくて始めたパイナップルダイエットですが、私にとっては、全くと言っていいほど苦にならず、楽しんで続けることが出来ま

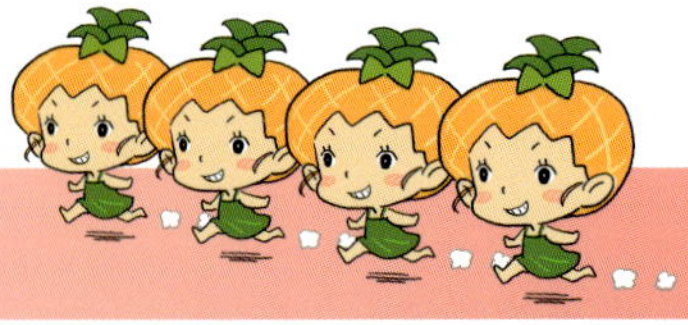

した。

ダイエットって、もっとストイックで辛いものだと、今までずっと思いこんでいました。

「食べないこと」や「何かを我慢すること」「お金をかけすぎること」など自分の生活を犠牲にして痩せたってダメ。一見うまくいったようにみえても、本当に成功したことにはならないんだと思います。その生活を続けることが出来なければ、すぐリバウンドをしてしまうでしょうし、そうなったら身体も心も結局傷ついてしまうから。ダイエットは「心を肥やす」ものじゃないと。

目標の身体になるまであと少し、これからも生活の一部として「パイナップル」を楽しく続けていこうと思っています。

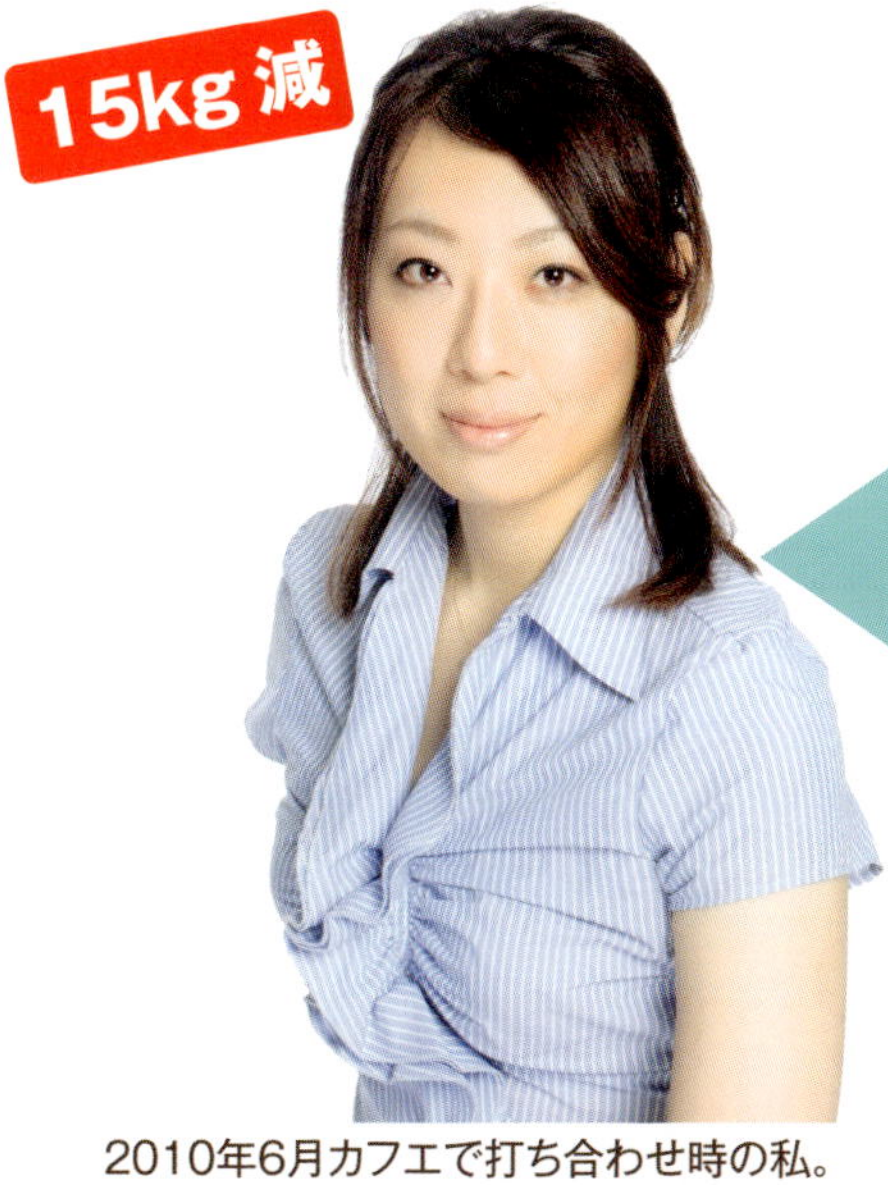

2010年6月カフエで打ち合わせ時の私。

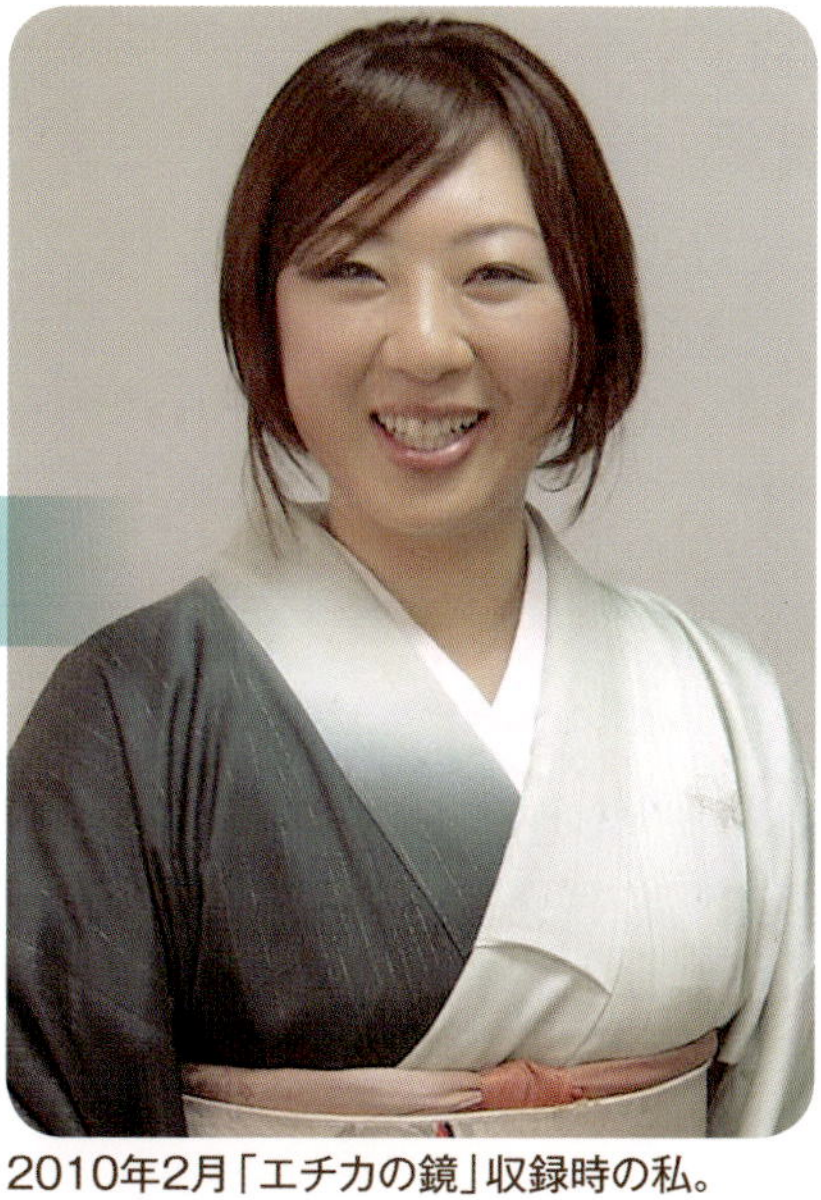
2010年2月「エチカの鏡」収録時の私。

Column3

ダイエットと同時進行で効果! ロミロミリンパマッサージ

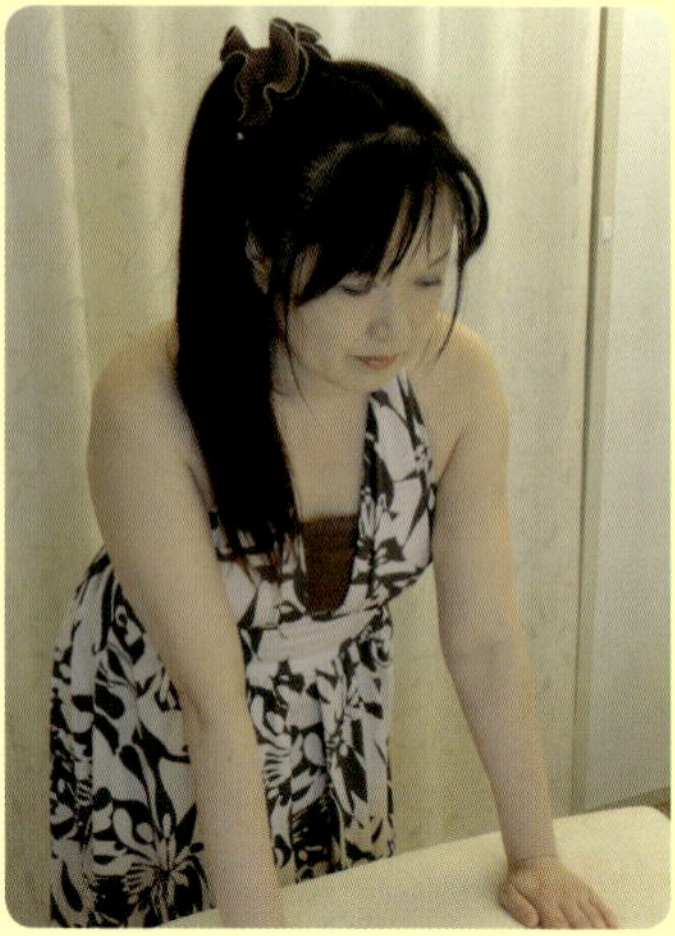

パイナップル＋αの相乗効果として、私のダイエットを支えてくれたロミロミ（マッサージ）をご紹介します。担当して頂いたセラピストは「ヒーリングルームMOANI」香坂みおさん。これまでにもエステは、痩身系を中心にあらゆる体験をしてきましたがロミロミは初めて。パイナップルを食べながら週1〜2回通わせて頂きました。ロミロミ（Lomi Lomi）とは、元々古代のハワイアンが医療として行っていた伝統的な癒しのマッサージ方法。「ロミ」は揉む、大地のエネルギー（マナ）を伝える愛の手、マッサージするなどの意味を持つハワイ語で、現在はリラクゼーションマッサージの一つに数えられています。香坂さんによると、オイルを使って、手のひら、指、腕の内側、肘を使って、時にはゆっくりやさしく、時には力強く筋肉の内側からもみほぐし、心も身体もリラックスさせることで気・血・水（リンパ）の流れを整えながら老廃物を排出し自然治癒力を高めてくれるんだそうです。静かな波の音が聴こえるサロンからは、プルメリアの甘いお花の香りが。まずは気を通しながらからだ全体を優しく揉みほぐす。筋肉をゆるめてリラックスさせることで心の緊張まで解き放ってくれるんです。からだと心は一対なんですね。120分後ベッドから起き上がると、気分がすっきりして、からだがとても軽く感じました。私の場合、ロミロミの翌日はとてもお通じがよく、気づけば体脂肪の大幅な減少にもつながっていて、毎回のようにデトックス効果を体感せずにはいられませんでした。からだをほぐしながら心をほぐす。ロミロミはダイエットを支えるヒーリング、まさに癒しのエステです。山内あやり

☞ http://www.moani-k.com/（モアニ）

Part 4

ついでにお勉強！体脂肪がふえていくメカニズム

パイナップルダイエットが楽しく、実践向きな方法だということは理解いただけたと思います。さっそく今日から実践してみてくださいね。で、ここでは巷で言われているダイエットの、さまざまな「常識」に切り込んでみます。ダイエットを成功させるためには正しい努力をしませんか？という提案としてみていってください。

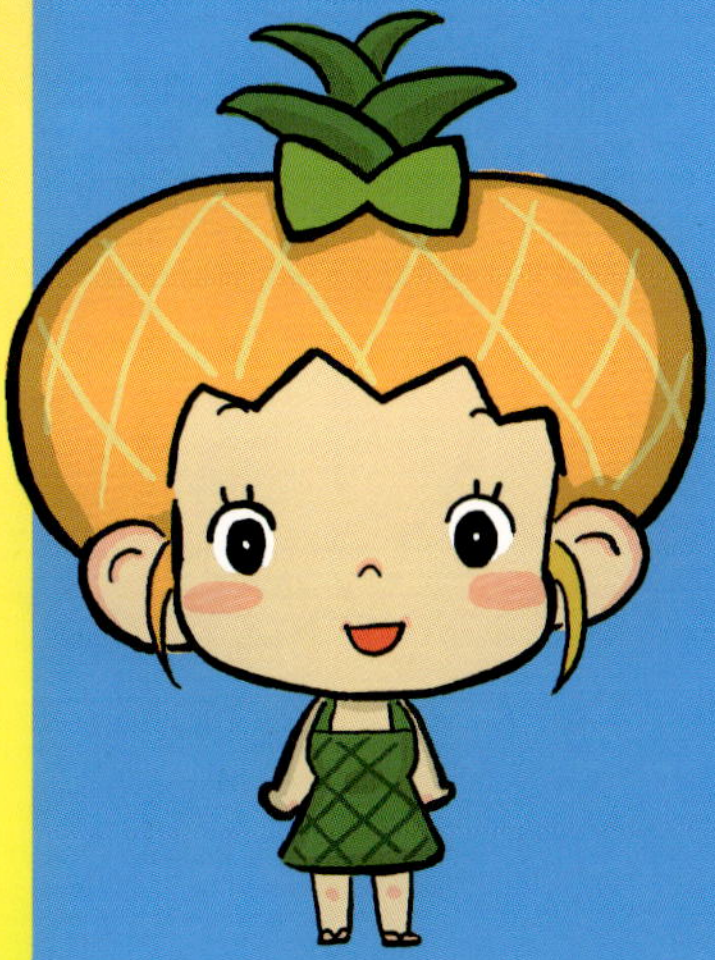

食べるスピードはかなり重要

太っている人ほど、早食い。これはどうも統計学的にも真実なことのようです。そしゃくが不足していると、食べた量の割に、脳のほうに不足感、不満感が残り、その結果、身体が必要とする以上に食べてしまうというメカニズムです。

「ひと口で30数えろ」

これがダイエットをする人の常識。そしゃくをくりかえすことで、唾液の分泌を促し、消化の助けになるとともに、満腹感を少ない量でもたらす結果となります。また、唾液の分泌そのものが、若さを保つ効果もあるので、とくに30歳を超えたら、食事そのものにかける時間を20分程度はとるようにしましょう。

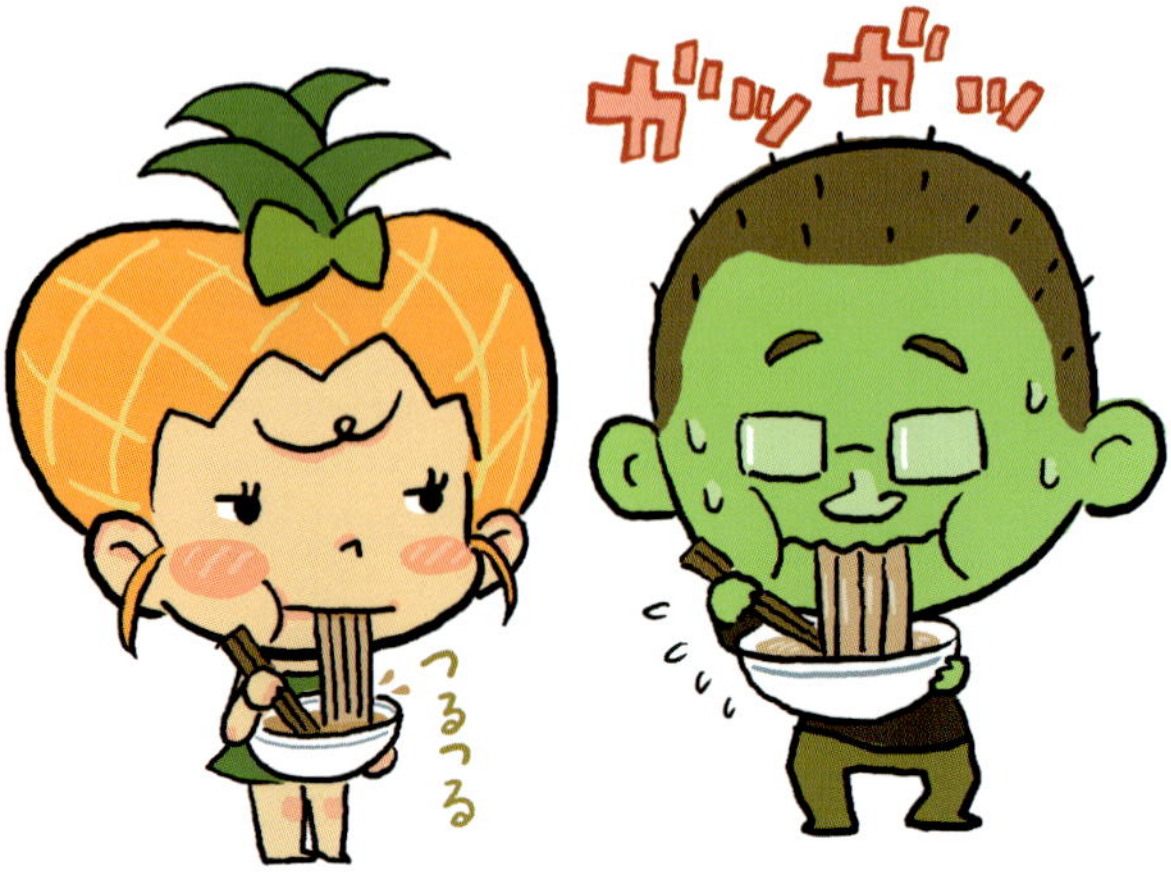

考え方としては、こうです。以前は「動物のエサ食い状態」で、野放図に食べていたと。でもダイエットをするとなると、絶対的な量が減ったために、自然と食べ物の「質」のほうにウエイトを置かなければならなくなりましたと。それならば大事に食べませんか、噛み締めて食べませんか、という意識の改変です。

これは必ずしも、値段の高いものを食べようということではなく、栄養のバランスやら自分に必要な栄養素やら、とにかく自分にとって大事なものを吟味し、選んで食べましょうという姿勢です。もっと言えば、「食べ物に感謝する姿勢」が、ダイエットにつながるというわけです。

早食いは「罪」。食べるものに感謝する姿勢がないから単なるエサ食いになり、結果、体脂肪の蓄積という「しっぺ返し」を受けているというわけです。

生活スタイルから、ひとりで食事する人も多いと思いますが、できれば大勢で食べる機会を増やすようにすると、時間をかけた食事を実現することができます。お行儀が悪いと叱られそうな話ですが、おしゃべりをしながら楽しく食べることで、早食いを防止しようという作戦です。

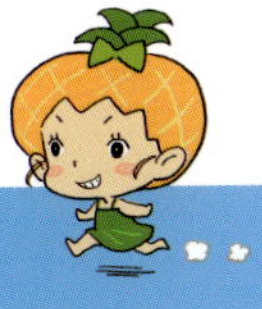

間食、夜食どうしたらいいの？

間食は、子供のときからの食習慣として、身に付いてしまっている人にはかなりやっかいな問題。しかし、パイナップルダイエットについて言うならば、それほど神経質になる必要はありません。カットパインを小さな密閉容器に入れて常に持参し、ちょっと小腹がすいたら取り出して2、3切れを口にする。こういう食べ方をすることで、昼、夜の巨大な炭水化物摂取をおさえることができます。

では、他のものを間食したい場合にはどうしたらいいのでしょう？

一度の大量エネルギーを摂取。これがダイエットの天敵だとすると、間食は逆に奨励したいくらいのものです。結論から言うと少量ならば問題なし。カロリーでいえば200から300キロカロリー程度。このぶんを夜の食事から減じることができればまさに理想です。もっと言えば、いかにうまく間食するこ

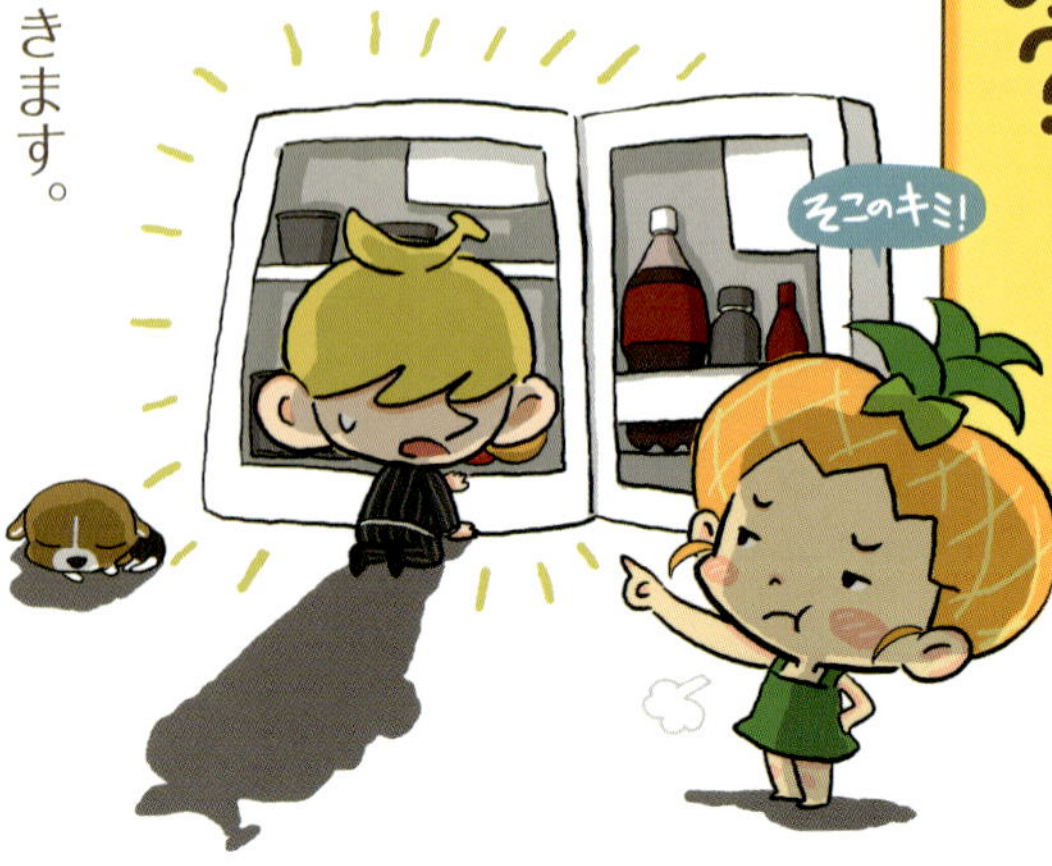

とができるかが、ダイエット成功のポイントと言えるかもしれません。

さて一方、夜食については、残念ながら本書も他のダイエット本同様、容認することができません。パイナップルであっても夜食については控えてほしいところです。これは、体脂肪というもののほとんどが、睡眠中にできあがるという理由からです。極端なことを言えば、眠る直前に食べた炭水化物は、グリコーゲンとして肝臓や筋肉に蓄えられる他、エネルギー過剰につき、すべて体脂肪に変わってしまうからです。ダイエットをしているというのに、わざわざ体脂肪を増やす材料を投入する必要はありませんよね?

なにか胃に入れておかないと寝付けない、という人もいるかもしれません。けっこう多いんですよね、こういう人は。で、例外なく太っています。これはもう、夜食することが睡眠に入る儀式のようなものになっているわけで、儀式自体を変えていただくよりありません。たとえば何度も読み飽きたマンガを読むとか、自分にとって少し高度な本を読むとか、場合によっては睡眠導入剤もありかも。食べ物を使うことは、なるべく避けた方がいいことは言うまでもありません。それでもどうしても、という人はゼロカロリーのゼリーか、ドレッシングなしの野菜サラダあたりで対応してください。

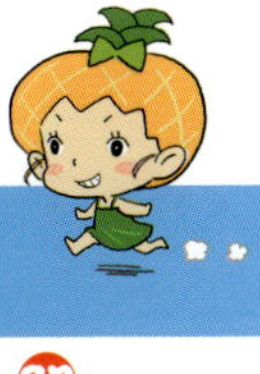

摂取エネルギーの基本的な考え方

世の中にはいろいろな考え方の人がいて、ダイエットの方法もさまざまに伝えられています。

でも、本質的なことは、変えようがありません。

1　人は食べなければ生きていけない

2　消費するエネルギーより多いエネルギーを摂取すれば、太っていく

3　個人個人のオーバーカロリーポイントは変化する

以上3点は、くつがえしようのない真理です。

ダイエットの深みにはまり込むと、しばしばこうしたことすらが、意識からとんでいってしまいがちになります。

「食べ物のカロリーを気にしない」

残念ながらダイエットを成功させようという人には、ありえない言葉です。

自分自身のふだんの消費エネルギーをオーバーする食べ方をすれば、太るのです。これほどにわかりやすい真理はありません。また、年齢を重ねれば重ねるほど、基礎代謝＋日々の運動による消費カロリー＝オーバーカロリーポイントは下がっていきます。高校生の頃と同じ食事量では、年々太っていくのが常識。

で、カロリーコントロールがダイエットに不可欠なこととして、気をつけるべき食物は、炭水化物と油脂です。このふたつが組合わさった、ピザに代表されるような食物は、巨大なエネルギーを有しています。ゆめゆめ口にしないようにしたいものです。ポテトチップなんかもそうですね。

この2点をどうするかが、あなたのダイエット成否の最大のポイントです。

このうち、油脂については徹底的に口に入れるものからオミットする、という姿勢で間違いはありません。しかし、炭水化物については、エネルギー源そのもので、日常生活をおくる以上、ある程度は逆に摂取しなければならないものです。

どうしましょうか？

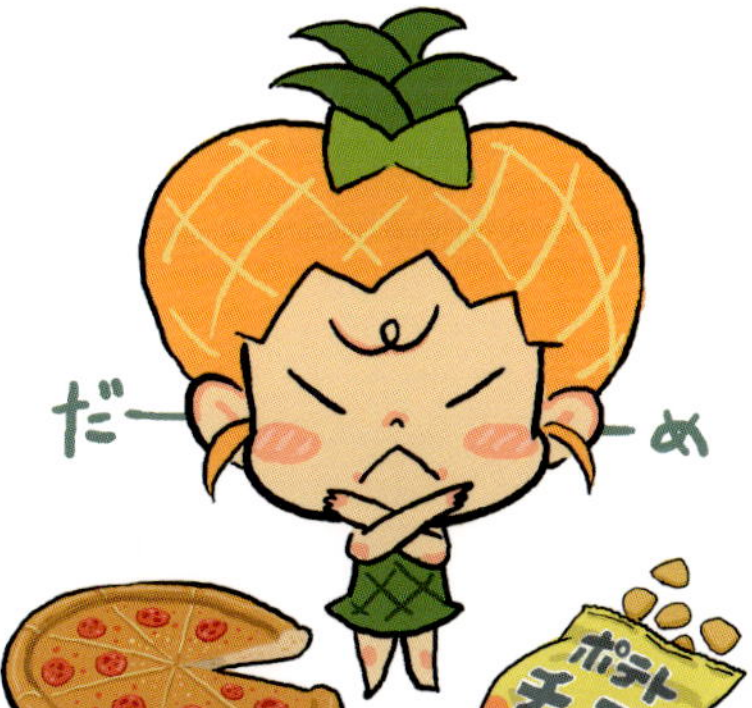

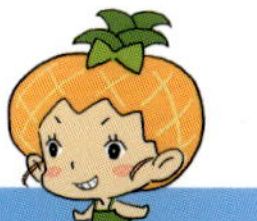

いままでの半分にする、というのが理想ですが、たぶん、それでは長続きしません。極端すぎます。ダイエットとはゲーム感覚で行うのが正しい姿勢で、いきなりの半減プランでは悲壮感が漂います。ここは「3分の2作戦」をオススメします。

やり方は、ごはんなら毎食3分の1を、黙って残す。麺類も同様です。外食なら最初からお店の人にその旨告げます。ハンバーガーではセットのポテトはとらず、サラダ類（ドレッシングなし）をプラスしてください。

もうひとつの「3分の2作戦」は、3食のうち2食はふつうに炭水化物をとるのですが、あとの1食はまったく炭水化物を含まない食事にする。あるいはダイエッタリーフーズに切り替える、という方法です。

もちろん、朝を完全にパイナップルに切り替えられるようであれば、それでOK。食欲がナチュラルにおさえられるはずですから、自然と炭水化物の摂取量も少なくなっていくはずです。

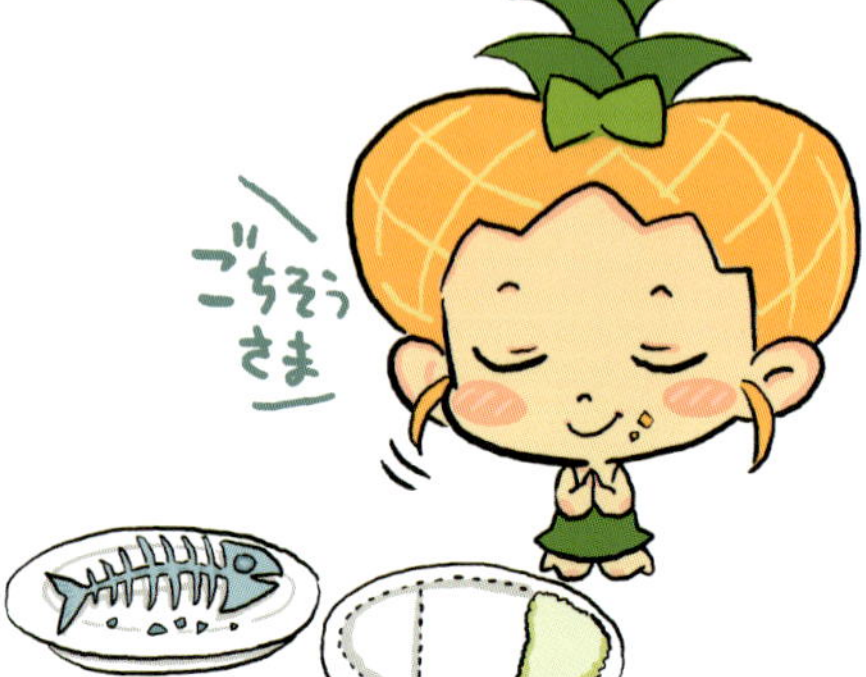

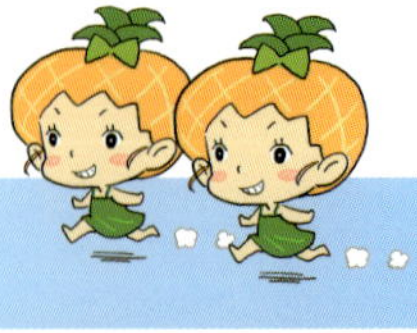

運動と食事の関係

食べて、運動をする。これは体脂肪が気になるならない以前の、人としての基本みたいな話です。運動をしなくたって、食事量が少なければ理屈で言えば太らないわけで、運動（のための運動）というのはつまり、健康的に生きていくためのプラスαみたいな行為だと言えます。

というのも、ほとんどの人が例外なく、運動したあとにそれ以上のカロリー摂取をしてしまっているからです。マイナス1プラス2みたいな行動図式で、私からするとわけがわかりません。

運動で唯一その意義があるとすれば、基礎代謝を上げるために筋肉をつける、という目的。これならばまだ納得はいきます。つまり体重は増えても、筋肉として増え

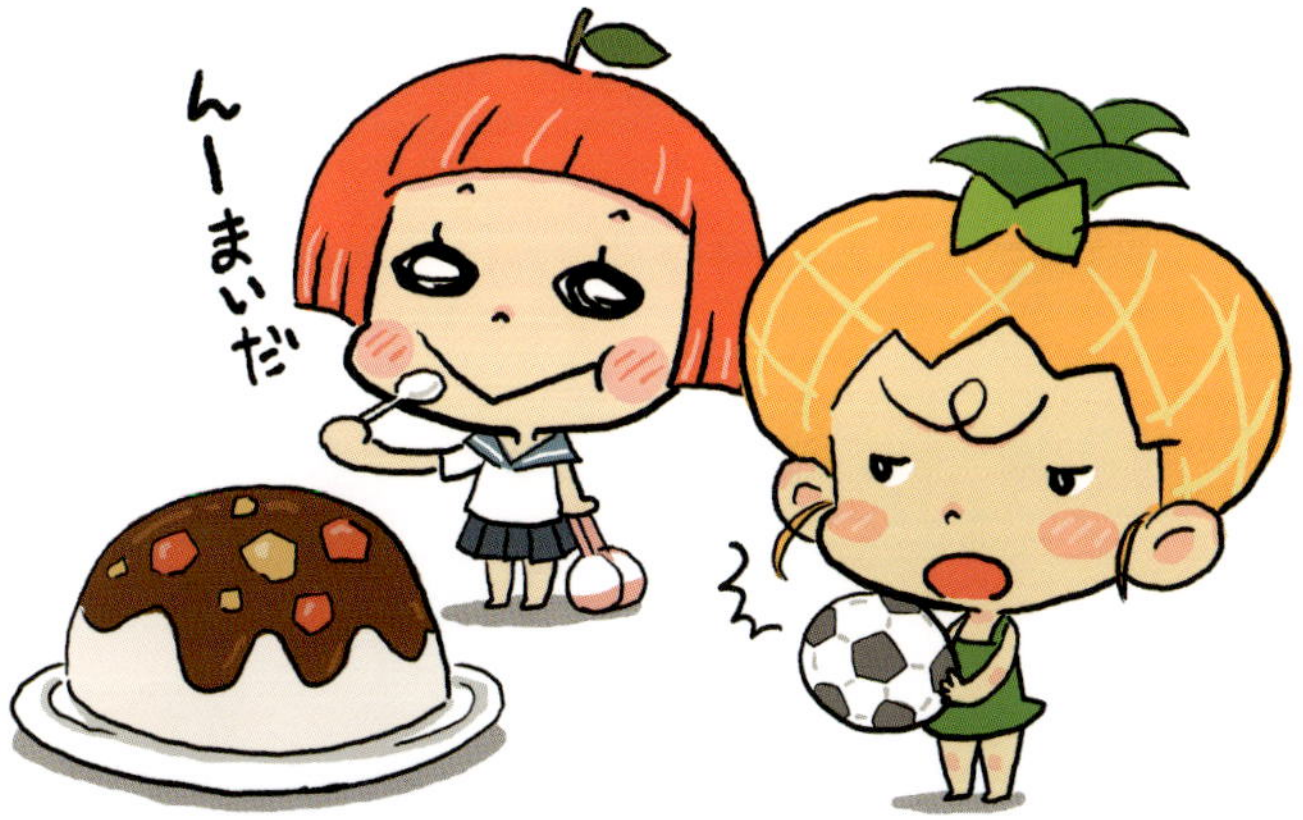

るのであれば、体型の好みは別として理解はできますよね。

　食べることと同様、ダイエットに関しては運動も、長く続けられるものでなければ、意味がありません。特殊なエクササイズやエステ、マッサージ等は自分の生活スタイルにうまくハマった上で、それ自体が苦行とならないもの、そして経済的に問題のないもの、こういったハードルを越えていく必要があります。

　自転車通勤、通学はかなり有効な手段であると思います。ただ、たとえば都内などは、まだまだ自転車で走るにあたって整備された環境であるとは言いがたいですね。健康のために使っているのに、そのことによって事故に遭遇する可能性も増大するわけで、手放しで推奨できるものではありません。

　もっとも有効かつ手軽なのは、なんといっても歩くこと。行き帰りはもちろんのこと、基本的に食べたら歩く、これを実行することをおすすめします。過剰な炭水化物を摂取したら、それが蓄えられる前に使う、すなわちすぐ歩くのです。ランチを多めにとってしまったら、昼休みの後半は散歩の時間。それもカロリー消費のために「早歩き」です。夜の食事も同様。30分歩くだ

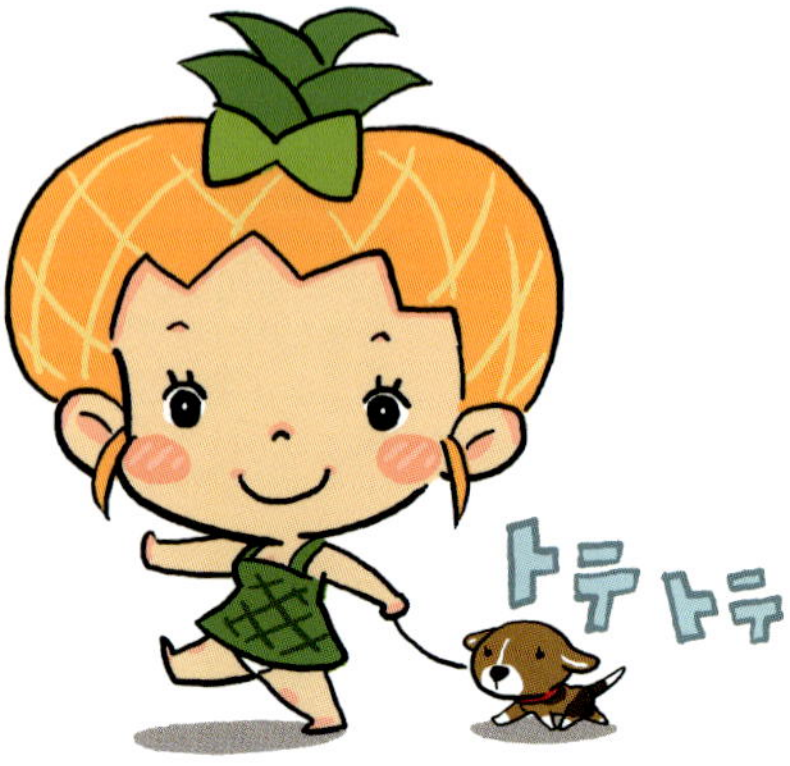

けで、ずいぶん違います。カロリーそのものは30分程度のウォーキングだけでは取り返しはききませんが、血糖値の上昇を防ぐことができ、余分な炭水化物が脂肪になりにくくなるという効果があるのです。

ちなみに言うと、体脂肪１キロは７２００キロカロリーですから、１日２４０キロカロリー減らしていく計算で、１か月かかるわけです。純粋に体脂肪だけを減らして痩せるのは、計算上かなり厳しいということがおわかりいただけると思いますが、運動を含め日々習慣化できるものを実行すれば、半年一年というスパンで考えればかなり有効な方法だということを、最後に覚えておいてください。

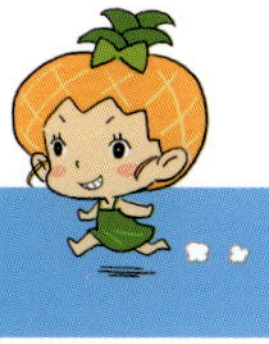

ダイエット仲間を見つけて成功させよう！

ここまで読んでくれてありがとうございます。

ダイエットは日常生活の、地味な、ちょっとした努力の積み重ねなので、どうしても途中で飽きたり、あるいは体重が思うように落ちなかったりすると、あきらめて投げ出したりしがちです。

ダイエットって、これまで積み重ねてきた食習慣を変えなければならないので、頭で考えるよりもずっと大変なことなんだよね。だから、基本はひとりでやるものなんだけど、もし仲間を見つけられれば、励みになるし、逆に励ましてあげたりして、成功する確率が高くなるよ！

ということで、私、山内あやり（私のダイエット体験は74ページを読んでね）が、日々のダイエット奮闘のありさまをブログにつづっておりますので、まずはのぞいてみてください。

グリー
↓
芸能人ブログ
↓
文化人
↓
山内あやり

パイナップルダイエットが基本だけど、コラムにもあるように、日々いろいろなものを実験台として試しております。また、Part2にもある、各パイナップルダイエットのレシピについても、詳しく解説していきます。さらには、この本に掲載できなかった、他のレシピについても、今後どんどんお試しし、新しくご紹介していきますので、期待しててね。痩せにくい体質と言われた私が15キロ痩せられたくらいだから、大丈夫だよ！

不安な人、ダイエット中に疑問に思ったこと、なんでも気軽に相談してね。いっしょにがんばりましょう！

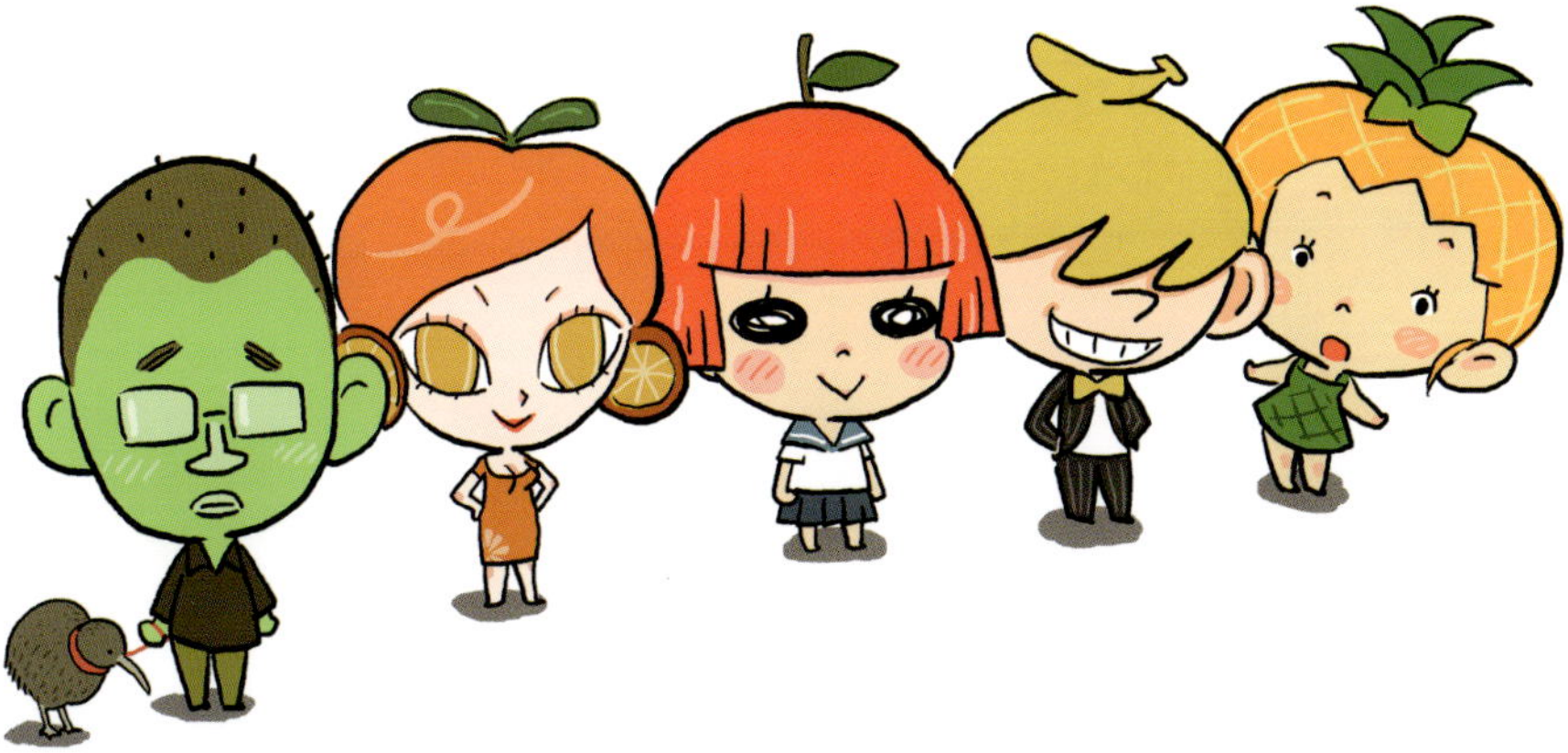

石原隆司（イシハラタカシ）／著者

パイナップルダイエット考案者、TVチャンピオン牛肉王・料理評論家。1965年東京都台東区生まれ。立教大学社会学部観光学科卒業。1996年、多忙なビジネス生活の中で主に食事療法による25kg以上の減量を完遂、その合理的で無理のない成功体験を2000年「男のダイエット」（ごま書房新社）にまとめ、大きな反響を得る。加えて、リバウンド防止などのため、後年その豊富な食体験、料飲・食材研究の中から“パイナップルダイエット”を考案、本書で発表している。牛が食べたエサまで見抜く抜群の味覚鑑定力を活かした評論等の傍ら、植物工場・新農業の普及拡大や食農連携の業務に従事、飲食・商業・ホテル業の事業構想・商品開発も行っている。一方、シアター・プランナー、演劇音楽評論家の顔も持ち、劇場計画を含む各種プランニング、評論等でも活躍している。著書に「技あり焼肉指南」（共著、創森社、2001年）、「ミュージカル雑学辞典」（ヤマハミュージックメディア、2003年）など多数、近著は「ミュージカル・劇場解体新書」（ヤマハミュージックメディア、2010年）。

石原まり（イシハラマリ）／著者

フードコーディネーター、料理研究家。東京都世田谷区生まれ。ピーター・カンプス（ニューヨーク）、コルドンブルー（パリ）など世界各地で料理と製菓を学ぶ。雑誌、広告などのフード・スタイリングや商品開発、フード・コメンテイターとしても活躍。著書に「アメリカを食べるパイ」（雄鶏社、1999年）、「技あり焼肉指南」などがある。

岡山和代（オカヤマカズヨ）／監修者

管理栄養士 神奈川県生まれ。北里大学保健衛生専門学院 管理栄養科 講師。昭和女子大学大学院生活機構研究科生活科学研究専攻修士課程修了し、横浜船員保険病院にて食事療法、臨床における患者教育を6年間従事する。身体障害者療養施設シャローム浦上台にて給食管理、栄養管理に2年間従事。これまで「日々の食事が健康な身体を作る。」そして「ご馳走する」という気持ちをもち患者、利用者に食事を提供、食事管理を実施してきた。北里先生の教育理念“叡智と実践”という言葉が好きである。現在、自身の経験を生かし社会に貢献できる管理栄養士になりたいと志をもつ学生育成に日々励んでいる。研究活動として南魚沼市食生活改善、北里八雲牛肉惣菜レトルト食品の開発などがある。担当教科は臨床栄養学。

むとうけんじ／イラスト

映像作家／クリエイティブディレクター。東京都在住 1980年生まれ SUGARLESS FACTORY 代表。阿佐ヶ谷美術専門学校研究科卒業、京都造形芸術大学卒業。文化庁メディア芸術祭-入選、東京アニメアワード2010-東京アニメ文化賞、アヌシー国際アニメーション映画祭-パノラマ上映など、国内外で数多くの受賞歴を持つ。イラストレーションから漫画、映像監督まで、幅広い分野で活動を行っている。主な作品として『虫歯鉄道 -Cavity Express-』や、NHK 教育、トレインチャンネルで放映『J ブンガク』のキャラクターデザイン、アニメーション監督など。

参考文献（監修）
『肥満症治療ガイドライン2006／日本肥満学会』『医学大事典／南山堂』『五訂増補日本食品標準成分表／文部科学省 科学技術・学術審議会・資源調査分科会』『健康食品のすべて―ナチュラルメディシン・データベース―［第二版］田中平三ほか／同文書院』『果実の科学 伊藤三郎／朝倉書店』

パイナップルダイエット

2010年8月26日　初版第一刷発行
著　　者●石原隆司・石原まり
監　　修●岡山和代
発 行 人●鈴木利康
発 行 所●飛鳥出版株式会社
〒101-0052　東京都千代田区神田小川町3-2　天心館ビル
TEL: 03-3295-6343
http://www.asukashuppan.co.jp/
イラスト●むとうけんじ
制　　作●粟屋　寿（株式会社コミュニティ ディー）
制作協力●鈴木ナナ
印 刷 所●株式会社八紘美術
Print in Japan
ISBN　978-4-7801-0037-2